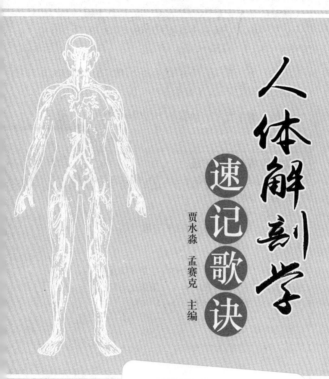

人体解剖学

速记歌诀

贾水淼　孟赛克　主编

U0273314

中国中医药出版社

·北　京·

图书在版编目（CIP）数据

人体解剖学速记歌诀 / 贾水淼，孟赛克主编．
—北京：中国中医药出版社，2019.4（2019.7重印）
ISBN 978 - 7 - 5132 - 5416 - 8

Ⅰ．①人…　Ⅱ．①贾…　②孟…　Ⅲ．①人体解
剖学－医学院校－教育参考资料　Ⅳ．①R322

中国版本图书馆 CIP 数据核字（2018）第 292763 号

中国中医药出版社出版

北京经济技术开发区科创十三街 31 号院二区 8 号楼
邮政编码　100176
传真　010 - 64405750
河北省武强县画业有限责任公司印刷
各地新华书店经销

开本 787 × 1092　1/32　印张 9　字数 142 千字
2019 年 4 月第 1 版　2019 年 7 月第 2 次印刷
书号　ISBN 978 - 7 - 5132 — 5416 - 8

定价　42.00 元
网址　www. cptcm. com

社 长 热 线　010 - 64405720
购 书 热 线　010 - 89535836
维 权 打 假　010 - 64405753

微信服务号　zgzyycbs
微商城网址　https://kdt. im/LIdUGr
官 方 微 博　http://e. weibo. com/cptcm
天猫旗舰店网址　https://zgzyycbs. tmall. com

如有印装质量问题请与本社出版部联系（010 - 64405510）
版权专有　侵权必究

人体解剖学速记歌诀
编委会

主　编	贾水淼　孟赛克
副主编	王冬晓
编　委	王林飞　左一凡
	郭阿雷　董胜利

前　　言

　　人体解剖学是每一位医学工作者都必须要掌握的基础学科，对于临床外科医师来说更为重要。但是想要学好人体解剖学这门课程，确非易事。枯燥、难记、易忘一直是解剖学学习中的一大难题。

　　大家可能都有这样的体会：背诵一篇文章，往往难记而又易忘，但如果是诗歌，却能快速记忆并长期背诵。受此启发，我们根据多年解剖学学习经验，经过反复推敲和提炼，编写了这本速记口诀。初稿脱稿后又广泛征求意见，收到的反馈是：此速记口诀朗朗上口，可以帮助学习者事半功倍地快速记忆解剖知识，不易遗忘。愿此书能成为广大读者学习解剖学的益友和工具书。

　　承蒙河南省人民医院赵炬才、高延征等教授和平煤神马医疗集团总医院相关领导的大力支持和热情帮助，在此一并感谢。

　　由于水平有限，不当之处在所难免，欢迎广大读者批评指正。

贾水淼

2018 年 9 月

目　录

上 篇

系统解剖学

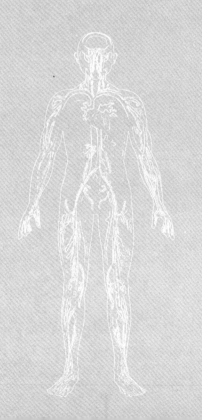

第一章　细胞与基本组织

1. 细胞 ◣

　　细胞层层人体建，
　　恰似鸡蛋形多变，
　　外膜、中质核中央，
　　有生有死功千万。

2. 细胞膜 ◣

　　细胞膜，膜菲薄，
　　磷脂、蛋白成分多，
　　膜有蛋白和酶类，
　　功能择物来通过。

3. 细胞质 ◣

　　细胞质，呈胶液，
　　线粒体如发电机，
　　生物氧化三羧循，
　　生产能量 ATP。
　　嗜色质，内质网，
　　消化异物溶酶体，
　　有丝分裂中心体。

4. 细胞核 ◥

核有浆和皮儿，
染色质核仁儿，
膜孔换物质，
色质遗传儿。

5. 基本组织 ◥

基本组织有四种，
上皮、结缔、肌、神经。
上皮分为腺、被覆，
网状、结缔和疏松。
骨和血液属结缔，
肌肉神经多种功。

6. 血液 ◥

血液成分三类分，
细胞、小板、血浆亲，
红胞无核扁圆状，
血红蛋白运氧分，
细胞生于红骨髓，
四月死后巨噬吞。

7. 白细胞 ◥

白细胞，能防卫，
有粒无粒两大类，

有粒中性嗜酸碱，
单核淋巴无粒归。

8. 中性粒细胞

中性核为分叶状，
占比百分六十上，
特殊颗粒能吞噬，
放出酶类把敌伤。

9. 单核细胞

单核细胞血中藏，
核形如肾吞力强，
组织巨噬吃"坏狼"，
占比3%~8%，两天亡。

10. 淋巴细胞

淋巴细胞分BT，
占总三十百分比，
胞质较少核色挤，
抗原作用淋巴B，
变为浆胞生抗体
T淋巴生干扰素，
细胞免疫功可喜。

11. 嗜酸碱细胞

水解酶，嗜酸嵌，

过敏、生虫嗜酸管，
吞噬抗原抗体物，
细胞较大抗组胺。
嗜酸嗜碱两相反，
内生组胺、5 羟胺。

12. 血小板

血小板如碎片，
正常十至三十万，
能放多种凝血物，
Ⅲ、Ⅳ因子止血现。

13. 肌细胞

肌细胞常称纤维，
收缩形变力发挥，
骨骼、平滑和心肌，
都靠神经来支配。

14. 平滑肌

平滑肌、收缩缓，
布在胃肠、血、尿管，
自主神经把权揽。

15. 心肌

三至六十微米短，
相连分界有闰盘，

内含心肌原纤维，

Ｉ带Ａ带来相间，

Ａ暗Ｉ明染色浅，

Ｚ线嵌在Ｉ中间，

有纵有横布道管，

横管终池"二联体"。

16. 骨骼肌细胞 ◪

骨骼肌，

粗又长，

核多无叉缩力强，

条条横纹多明朗。

17. 神经细胞 ◪

神经神元、胶质组，

神经元把兴奋输，

胶质绝缘、支、养、护，

元分胞体轴树突，

尼氏小体胞体住，

原维网状把它束，

树突多为感刺激，

轴突用来兴奋输。

18. 神经反射 ◪

神元假单双多极，

刺激输入髓、脑里，

活动方式反射弧，
输出信息终板集。

19. 神经外衣 ◥

髓鞘、神经膜，
共把神经裹，
绝缘靠髓鞘，
再生膜来做。

20. 神经末梢 ◥

末梢神经分运觉，
触觉小体管触摸，
游离末梢把痛说，
环层小体怕按压，
另外还有本体觉。
运动末梢接肌肉，
终板如爪抓收缩。

21. 神经胶质细胞 ◥

胶质细胞神经裹
胞体周围突起多，
绝缘、生支和保护，
供养神经"吃和喝"。
少突细胞长鞘膜，
星状胶质能增生，
小胶细胞把敌挫。

第二章　运动系统

1. 运动系三要素 ◣

运动系，三要素，
骨连结，肉和骨，
运动、支持和保护。

2. 骨的大体结构分类 ◣

二零六位骨兄弟，
长短扁平形各异，
髓里、质中、外骨膜，
蜂窝松质较疏稀。
相互交错骨小梁，
X 片显纹理，
它的中断很重要，
诊断骨折把它依。
扁骨密质内外板，
板章松质夹缝隙。

3. 骨膜及骨髓 ◣

骨膜骨外衣，
血管养供济，
成骨细胞全，

增粗功显奇。
骨髓髓腔中，
红黄有分歧，
红髓造血液，
黄髓为脂积。

4. 骨的成分 ◥

骨的成分不复杂，
有机无机两掺杂，
无机磷酸钙，
有机骨胶大，
老年无机多，
易折韧性差，
幼骨蛋白多，
断如折枝丫。

5. 骨的来源及生长 ◥

间充质，骨来源，
膜和软骨内骨全，
骨骺骨化骨长长，
骨膜增粗外周缘。
成骨破骨同进行，
对立统一在骨间。

6. 骨连结 ◥

骨骨结连帮，

直接间接双，
关节三要素，
面、囊、关节腔。
结缔囊壁镶，
滑膜泌黏液，
腔消关节僵。
运动有各种，
屈伸和收展，
旋、环转亦光。

7. 躯干骨及其连结

肋骨十二胸骨立，
十二胸椎颈椎七，
腰五骶五尾骨一。
椎骨特点很好记，
椎体椎弓加突起，
椎管容髓弓根细，
椎板构成孔后壁，
上下椎弓椎间孔，
脊神经根穿孔去，
椎体椎弓突起七，
两横居侧后突棘[1]，
上下两对关节突，
临床视片细分析。

---

[1] 棘突。

8. 颈椎特点 ◣

第一颈椎无体、棘，
枢椎特殊齿突立
老七长着长后棘，
横突有孔血管挤。

9. 胸腰椎特点 ◣

胸椎两侧有肋沟，
腰椎体大棘平翘。

10. 骶椎特点 ◣

骶骨本为五合一，
形似三角有岬底，
八个孔穴列两排，
尾骨三角骶下立。

11. 椎间盘 ◣

椎间有垫椎间盘，
外层软骨纤维环，
内有髓核胶质状，
椎体运动核形变，
纤维环破核突出，
压迫神经忍痛难。

12. 椎间韧带 ◤

脊柱上下韧带连，
前纵后纵加棘间，
弓间韧带颜色黄，
腰穿时有落空感。

13. 关节突 ◤

椎体上下关节嵌，
活动微小是特点，
只有寰枢左右旋。

14. 脊柱弯曲 ◤

婴儿脊柱直如杆，
成年四曲生理弯，
颈曲腰曲凹向后，
胸曲骶曲凸向前。

15. 胸廓组成 ◤

肋骨二四弯扁圆，
胸骨上下柄体剑，
肋骨胸骨加脊柱，
围成胸廓护器官。
上狭下阔横径宽，
吸大呼小外形变。

16. 头面骨 ◥

颅面有骨二十三，
支持保护脑器官，
面颅十五脑颅八，
后成颅腔前骨架。

17. 头颅骨 ◥

前额后枕两侧颞，
上有二顶底蝶筛。

18. 面颅骨 ◥

上下颌对立，
内上一对鼻，
上后两泪骨，
外上颧双齐，
腭骨接颧骨，
内侧甲下鼻，
构成下中隔，
是那方板犁
舌骨是游离。

19. 下颌骨 ◥

下颌两支一体，
全骨形如铁蹄，
髁突冠突粗隆，

颏孔颌角切迹。

20. 颅底凹 ◣

> 颅底内面三个窝，
> 前中后窝将脑托，
> 前凹筛板多筛孔，
> 嗅神经丝筛孔过。

21. 颅中窝 ◣

> 底蝶翼体颞岩前，
> 窝前蝶小翼后缘，
> 后为鞍背颞岩上，
> 共围中窝脑颞衔。

22. 颅中窝孔道 ◣

> 中窝中间蝶鞍，
> 鞍上垂体窝浅，
> 窝前沟①端视孔，
> 孔外眶上裂嵌。
> 蝶侧从后到前，
> 棘孔、卵圆、圆孔，
> 脑膜中动脉沟，
> 棘孔外上起源。

---

① 交叉前沟。

23. 颅后窝 ◣

后窝有大孔，
孔后十字隆，
孔前舌下管，
颈静、内耳通。

24. 鼻旁窦及开口 ◣

鼻窦四对都含气，
额蝶筛窦上颌齐，
上额筛口中鼻通，
筛后上鼻道通气，
蝶窦蝶筛隐窝里。

25. 上肢骨 ◣

锁骨、肱骨、肩胛骨，
形如"S"是锁骨，
断时固定又像"8"。

26. 肩胛骨 ◣

形似三角是肩胛，
肩胛冈分上下洼，
肩峰喙突关节盂，
角平七肋准不差。

27. 肱骨

肱骨两端加一体，
头呈半球肩盂里，
大小结节外科颈，
还有三角粗隆起，
中后沟过桡神经，
下端内外两上髁，
前有冠突桡骨窝，
后有鹰嘴啄的窝，
下端滑车外小头，
尺神有沟车内侧，
髁上骨松易骨折。

28. 尺骨

滑车嵌滑车切迹，
鹰嘴藏鹰嘴窝里，
冠突下面粗隆起，
突旁还有桡切迹，
尺骨体，骨间嵴，
下端小头茎突嵴。

29. 桡骨

桡骨下大上小细，
桡骨颈下粗隆起，
环关节面顶上凹，

骨间嵴，桡骨体，
腕关节面尺切迹，
桡骨茎突外下立。

30. 手腕骨 ◤

舟、月、三、豆桡侧列①，
大、小、头钩于掌接②，
掌骨一二三四五，
十四小块手指骨。

31. 髋骨 ◤

髂耻坐骨三合一，
外有髋臼股头栖，
前下有孔反说闭。

32. 髂骨 ◤

髂骨翼上髂骨嵴，
髂骨前上、前下棘，
后有后上、后下棘。
髂窝下面弓状线，
还有结节耳状面。

---

① 从桡侧依次有舟骨、月骨、三角骨、豌豆骨。
② 大多角骨、小多角骨、头状骨、钩骨于掌骨相接。

33. 坐骨 ◩

坐骨结节坐骨棘，
上下两支和一体，
坐骨大小两切迹。

34. 耻骨 ◩

髂耻隆起、耻骨梳，
上下两支在耻骨，
闭孔、耻骨联合面，
耻骨结节是骨突。

35. 股骨 ◩

股骨长，可不短，
股骨头，藏臼髋。
股骨颈，大小转，
转子间，连间线，
股粗线，股后边，
两上髁，肌附点，
内外髁，有窝间，
前下有，髌骨面。

36. 胫腓骨 ◩

内外髁间一隆起，
胫骨粗隆胫骨体，
上端平台下内踝，

胫骨前缘较锐利，
腓骨小头颈和体，
下头外踝骨标记。

37. 足骨 ◥

足部三分趾跗跖，
距骨上面胫腓接，
跟骨位于距骨下，
距前舟骨跟前骰，
舟前一二三骨楔，
跗骨五块趾十四，
位次如同手排列。

38. 骨盆连结 ◥

两髋耻骨软骨连，
骶骨夹髂关节面，
骶骨后长，骶骨节，
髂腰韧带，骶髂前，
骶棘韧带坐孔悬。

39. 女性骨盆特点 ◥

大小盆分凭弓线，
女盆短薄还圆扁，
骶骨弯小宽又短，
上口椭圆下大宽，
骶岬突少好分娩。

40. 髋关节

髋关节囊厚而坚，
股头韧带臼里面，
供血滋养股骨头，
脱位带断股头残。
髋能屈伸收，
转展内外旋。

41. 膝关节

膝关节，最复杂，
囊壁松弛又宽大，
胫腓副带贴两旁，
前交叉带阻前滑，
防止后滑后交叉，
内"C"外"O"半月板，
减少震动防摩擦，
前有髌骨来加压，
主要功能是屈伸，
上下髌囊泌液滑。

42. 肌肉

全身肌肉六百多，
四肢长肌躯干阔，
肌腹肌腱两部分，
腱索附骨腹收缩。

43. 肌肉辅助装置 ◥

肌肉还有辅助装，
筋膜腱鞘黏液囊，
血管神经表面潜，
筋膜有深浅脂肪。

44. 颅顶肌 ◥

顶肌枕和额，
中间腱帽戴。

45. 眼口周肌 ◥

眼口周肌称轮匝，
闭锁眼口全靠它，
上唇提肌和颧肌，
口角下唇肌降下，
别忘还有笑和颊。

46. 咬肌 ◥

起止颧弓、下颌外，
收缩下颌提起来。

47. 颞肌 ◥

颞肌起颞鳞，
经过颧弓深，
止下颌冠突，

上提下颌骨。

48. 翼外肌 ◣

止起下颌颈大翼，
一侧收缩颌对移。

49. 翼内肌 ◣

起止翼突下颌内，
一侧收缩颌向对①。
两侧收缩翼内肌，
上提下颌骨有力。

50. 颈浅肌群 ◣

颈阔肌片颈前铺，
胸锁乳突肌转颅，
胸骨、肩胛居外内，
二肌止点皆舌骨。
下群还有肌两块，
甲状舌骨和胸骨。
下颌舌骨②组口腔，
上群还有肌二腹。

---

① 下颌向对侧移位。
② 下颌舌骨肌。

51. 斜角肌 ◣

三块斜角肌，
颈椎横突起。
止于肋二一，
收缩气深吸。
前中肋间隙，
锁下[1]臂丛[2]挤。

52. 胸大肌 ◣

胸大肌宽厚位前胸，
起六肋胸骨锁骨中，
止于肱骨大结嵴，
内收内旋屈臂功。

53. 胸小肌 ◣

起肋3~5喙突挂，
位深吸气拉肩胛。

54. 前锯肌 ◣

1~8肋起肌前锯，
止于肩胛缘内壁，
紧贴胸廓外侧壁，

---

[1] 锁骨下动脉。
[2] 臂丛神经。

収缩肩胛拉前去。
胸长神经支配它，
神经损伤胛如翼①。

55. 肋间肌 ◥

肋间内外肌十一，
内肌呼气外肌吸。

56. 膈肌 ◥

膈肌如伞界腹胸，
肌在周围腱在中，
胸椎八、十、十二平，
食管、腔静、主动孔②，
三角间隙易膈疝，
吸气缩收呼气松。

57. 腹直肌 ◥

腹直长带肌，
起自耻骨嵴，
软肋剑突止，
鞘内腱划四。

---

① 胸长神经损伤时，两肩胛骨呈翼样。
② 食管裂孔、下腔静脉裂孔、主动脉裂孔。

58. 腹外斜肌 ◣

有肌腹外斜，

起外下八肋，

斜向腹前下，

腱膜移行接。

腹白线内它参有，

腱膜下缘后卷厚，

韧带斜在腹股沟。

59. 腹内斜肌 ◣

腰背筋膜髂嵴起，

扇形放射内斜肌，

腱膜移行至白线，

腹直肌上包过去，

下部变成提睾肌，

两侧收缩腰前屈。

60. 腹横肌 ◣

腹横肌，深处坐，

起下六肋背筋膜，

肌束横向外到内，

腹前外侧成腱膜，

腹直肌后鞘包裹，

腹白线上把家落。

61. 腹股沟管 ◣

腹股管四壁两口，
外上内下斜行走，
前壁腹外肌腱膜，
后壁横膜①沟镰守②，
上壁内斜肌腹横，
下壁腹沟韧带走，
内门股环外皮下，
肠进管内斜疝愁。

62. 腰方肌 ◣

居腹后，腰方肌，
末肋止，髂嵴起，
降十二，腰侧屈。

63. 腹部浅筋膜 ◣

腹浅筋膜分上下，
下分康伯、斯卡帕。

64. 三角肌 ◣

三角肌，肩外方，
锁外、肩峰起胛冈，

---

① 腹横筋膜。
② 腹股沟镰。

肱骨三角粗隆止，
肩前、后、外三包镶，
功使上臂平外展，
后伸、内外旋臂膀。

65. 肩袖诸肌 ◣

冈上肌、肌冈下，
大小圆肌肩胛下，
冈上止于大结节，
外展上臂力来发，
冈下止于大结中，
上臂旋外它有功，
大结下分小圆止，
外旋上臂把劲使。

66. 大圆肌 ◣

肩胛下背大圆起，
止于肱骨小结嵴，
功能主要是后伸，
内收内旋上肱臂。

67. 肩胛下肌 ◣

肩胛下肌起下窝，
小结止后向旋胳①。

———————————

① 上臂内旋。

68. 斜方肌 ◥

背上二肌对斜方，
起枕项韧胸棘上，
止锁骨外肩峰冈，
挺胸上提肩胛骨，
胛定颈侧或后仰①。

69. 背阔肌 ◥

全身最阔肌，
三角腰背披。
下六胸椎起，
腰椎和髂嵴，
肱小结嵴止，
功能"背手"立。

70. 竖脊肌 ◥

两侧竖脊肌，
枕后下腰骶，
肋和棘横突，
均有止和起，
降肋和后仰，
伸脊人姿立。

---

① 肩胛骨固定时，一侧收缩，颈侧曲；两侧收缩，头后仰。

71. 肱二头肌 ◥

肱二头肌头长短，
两头合腹移行腱，
长起盂上短喙突，
止于桡隆屈臂旋。

72. 喙肱肌 ◥

喙肱起喙头，
肱中止点留，
二头短①内侧，
上臂屈和收。

73. 肱肌 ◥

肱②起肱③下半，
肌移成短腱，
肘前又隆止，
前臂屈肘见。

74. 肱三头肌 ◥

肩盂下面起长头，
肱④背发出内、外头，

———————

① 肱二头肌短头。
② 肱肌。
③ 肱骨。
④ 肱骨。

肌腹扁腱止鹰嘴，
伸臂后伸和内收。

75. 前臂肌群 ◥

前臂肌肉多又短，
前九后十分深浅，
前浅从桡排向尺，
肱桡、旋前、桡屈腕，
掌长肌、尺屈腕，
第六肌肉屈指浅。
屈拇长、屈指深，
旋前方肌三深完。

76. 前臂浅层肌群 ◥

浅层伸肌从桡分，
桡侧腕长和短伸，
伸指肌、小指伸，
尺侧伸腕把腕伸。

77. 前臂深层肌群 ◥

旋后、拇长展，
伸肌拇长、短，
食指伸肌管。

78. 大鱼际 ◥

手肌肉，多又短

内外侧群和中间，
鱼际四块都姓拇，
对掌、收肌、短屈、展。

79. 小鱼际

小指鱼际三小肌，
小指对掌、展、短屈。

80. 手骨间肌

骨间肌，掌中间，
掌三收，背四展。

81. 蚓状肌

四条小蚯蚓，
口咬屈指深[1]，
尾挂指背腱，
2~5 掌指[2]屈，
四指反而伸。

82. 腋窝四壁两口

腋窝前肌胸大小，
肩下[3]、大圆、背阔保，

---

[1] 指深屈肌腱。
[2] 掌指关节。
[3] 肩胛下肌。

内壁前锯底筋、皮，
肱二喙肱外侧找，
上口肋、锁胛上缘，
神经血管通颈到。

83. 肘窝 ◣

三角肘窝底朝天，
肱桡①旋圆②内外边。

84. 手掌滑膜鞘 ◣

二三四指弧短鞘，
拇指较长囊侧桡，
小鞘尺囊两相通，
腕背六鞘伸肌套。

85. 髂腰肌 ◣

起髂腰、髂腰肌，
髂肌腰大二合一，
韧带③下过到小转，
屈髋外旋强有力。

86. 阔筋膜张肌 ◣

髂嵴前部起该肌，

---

① 肱桡肌。
② 旋前圆肌。
③ 腹股沟韧带。

上篇 系统解剖学

33

髂胫束上夹层栖，
髂胫束连胫外髁，
紧张筋膜大腿屈。

87. 臀肌

髋后臀肌大中小，
梨肌上下神经跑，
臀肌都连大转子，
臀肌展旋大腿好。

88. 缝匠肌

全身最长缝匠肌，
它在髂前上棘起，
斜向胫骨内上里，
小腿旋内大腿屈。

89. 股四头肌

股四头，多起点，
股直起，髂下前，
股中间，股骨前
股内外，股粗线，
四肌束，成一腱，
过髌骨，胫隆连，
伸小腿，踢向前。

90. 股内收肌群 ◥

股内收肌闭孔管，
耻骨①股薄②大、长、短③，
耻、坐骨支结节起，
大、短、长收④深到浅。
都止股骨粗线处，
股薄却止胫上端，
大腿内收和外旋。

91. 股后肌群 ◥

半腱半膜股二头，
伸大屈小⑤为主流，
长起结节⑥短粗线⑦，
二头止于腓小头，
二半结节胫上游⑧。

92. 胫骨前肌 ◥

起间膜前、胫腓端，

---

① 耻骨肌。
② 股薄肌。
③ 大收肌、长收肌、短收肌。
④ 大收肌、短收肌、长收肌。
⑤ 伸大腿，屈小腿。
⑥ 坐骨结节。
⑦ 股骨粗线。
⑧ 半腱肌、半膜肌起于坐骨结节，止于胫骨上端。

上一跖①底楔②内边，
使足背屈和内翻。

93. 伸踇伸趾长肌 ◪

趾踇长伸肌共源，
胫腓上端间膜前，
1~5 远节趾背上，
伸趾伸踇背屈环。

94. 腓骨长短肌 ◪

腓长短，起腓骨，
止跖底，一和五，
足跖屈，外翻足。

95. 比目鱼肌 ◪

有肌鱼比目，
三头跟腱粗，
胫腓上端起，
止跟③跖屈足。

96. 腓肠肌 ◪

腓肠二头内外侧，

---

① 跖骨。
② 楔骨。
③ 止于跟骨。

跟骨结节跟腱止，
分起股骨内外髁，
小腿能屈足屈跖。

97. 胫骨后肌 ◣

起胫腓后骨间膜，
分裂韧带下腱过，
内踝后到舟骨端，
足可跖屈和内翻。

98. 趾蹈长屈肌 ◣

趾蹈长屈肌，
胫腓骨后起，
还有骨间膜，
内踝后下去，
分裂带下挤，
肌腱到足底，
蹈[①]连蹈趾远。
趾长 2~5 抵，
趾蹈能弯曲，
还可足跖屈。

99. 足部诸肌 ◣

足背趾、蹈伸肌短，

———————

① 蹈长屈肌。

底内收踇屈和展，
外短屈展小趾肌，
趾屈足方蚓骨间。

100. 股三角 ◣

腹股韧带角上行，
内长收肌外匠缝，
血管神经三角经。

101. 收肌管 ◣

大腿中内收肌管，
前缝匠肌收①腱板，
内大收肌外股内②，
三角腘窝管相连，
股血、隐神管中潜。

---

① 大收肌。
② 股内侧肌。

第三章　消化系统

1. 消化系统 ◩

> 唇牙舌咽食道通，
> 上贲下幽胃体中，
> 肝胆胰液入指肠，
> 帮助消化酶立功，
> 空回肠尾回盲部，
> 升横降肠乙状倾，
> 粪入直肠肛出恭。

2. 口腔 ◩

> 口为四壁一个腔，
> 前有口唇侧颊邦，
> 前腭骨性后腭帆，
> 扁桃夹在弓中央。
> 腭垂两弓舌根部，
> 共围咽峡守门户。

3. 舌 ◩

> 舌为肌性居口腔，
> 嚼咽发音把味尝，
> 尖体根部组一体，

上糙下光附件镶。
丝状乳头司感觉，
乳头菌状叶轮廓，
均有味蕾内面藏。
舌苔中医人体镜，
对病看镜病口张。

4. 舌肌

舌肌三分直纵横，
三对外肌舌操纵，
颏舌、舌骨、茎突舌，
一肌有瘫舌难动。

5. 牙

最硬器官就数牙，
嚼食还把音来发，
左右上下数一样，
切牙磨牙一到八，
牙根牙颈和龈冠，
冠镀釉质密硬坚，
牙腔根管藏牙髓，
神经淋巴和血管，
牙根嵌插牙槽里，
牙龈相依牙两边。

6. 唾液腺

口腔有腺一二三，
腮腺舌下颌下腺，
洁口混食助消化，
日泌唾液半三千[1]，
三角腮腺耳前下，
腺管弓[2]下横肌颊[3]，
唾液发上二磨牙。

7. 颌上腺

下颌下腺卵圆形，
位于凹内管前行，
舌下肉阜开口瓶。

8. 舌下腺

舌下腺，最小气，
位于口底深下襞，
腺管大小口不同，
大口肉阜小口襞。

---

① 1500mL。
② 颧弓。
③ 颊肌。

9. 咽 ◣

咽为漏斗肌性管，
颈椎前伴神血管，
上称咽穹下食道，
相夹部在口喉间，
鼻咽下甲后点五①，
开口是那咽鼓管。
咽腭舌、淋巴环，
胃肺门户防御严。

10. 喉咽部 ◣

喉咽最狭窄，
会厌上缘下，
下止椎六下，
前经喉口喉腔达，
喉口下侧梨状窝，
异物多在此处卡，
咽壁黏膜多淋巴，
纵肌三对横肌仨，
纵肌提咽横收狭，
三横依咽上中下，
从上至下叠成瓦。

---

① 0.5cm。

11. 食管 ◨

食管全长二十五，
上起颈六咽高度，
十一椎左通胃入，
颈段颈椎气管间，
前气管左支心包，
胸主动脉左半交，
穿膈裂孔达腹腔，
前一厘米贲门到。

12. 食管三狭 ◨

一狭食道起始部，
距牙十五要记住，
二狭左支交叉处，
膈食裂狭八乘五[①]。
三狭多留停异物。

13. 胃 ◨

胃为消化主器官，
容纳食物胃液黏，
胃体胃底角切迹，
上贲下幽大小弯，
幽门窦，幽门管，

---

① 40cm。

左季肋区胃居盘，
正中左侧胃大半，
胃容变化位形变。

14. 胃的毗邻 ◣

胃的毗邻四个面，
肝左下叶胃前掩，
中间直接贴腹壁，
左肋掩盖胃左前，
胃后左肾和胰腺，
胃底上邻脾和膈，
大弯后下结肠贯。

15. 胃的结构 ◣

胃壁肌层胃黏膜，
外纵内斜中为环，
幽门瓣，括约肌，
括约收缩幽门关。

16. 空回肠 ◣

消化吸收在小肠，
上起幽门下至盲，
十二指肠空和回，
居腹六米是全长，
空肠肠管厚而粗，
绒毛密集襞凸出。

回肠薄而细，
绒毛少而稀，
淋巴结合集。
血管有分级，
级少是空肠，
级多回肠依。

17. 十二指肠

十二指肠呈"C"状，
上部下部升和降，
上称球部多溃疡。
腰一右侧向下降，
腰三椎处急左转，
横过腹主动脉前，
升部屈氏韧带悬，
降部内后有开孔，
胆汁胰液注肠中，
乏特壶腹 Oddi 肌，
此处解剖要下功。

18. 大肠

大肠全长一米半，
盲结直肠分三段，
结肠袋、带、肠脂垂，
以此三点把它辨。

19. 回盲部 ◣

回结交界回盲部，
内有"回瓣"防逆输，
盲肠内下有蚓突，
结带终点蚓根处。
麦氏压痛一明显，
阑尾炎症莫疏忽。

20. 结肠各部 ◣

结肠升横降，
直肠上乙状，
横结肝脾曲，
止起肛和盲。

21. 直肠外形及位置 ◣

直肠长十五，
肛管和壶腹，
骶三接乙状，
位贴骶尾骨。

22. 直肠肛管 ◣

直肠多发病变，
横襞滞留粪便，
下段八条肛柱，
柱间半月肛瓣，

柱瓣隐窝肛窦，
内括约肌平滑①，
外括约肌控便。

23. 肝

肝脏楔形重千五②，
镰状左右上隆突，
"H"四分肝下方，
横沟前方后尾状，
横沟肝蒂入肝门，
门脉胆管血管神，
肝圆韧带脐脉索，
右纵沟前半胆窝，
后半下腔静脉过，
动静肝管三行伴，
格利森氏系统建。
先分肝脏左右半，
再分五叶和六段。

24. 肝的位置和毗邻

右季肋区肝居立，
膈穹右高左侧低，
右下紧贴是肝曲，

---

① 平滑肌。
② 1500g。

左下靠着胃前壁，
十二指肠依肝门，
肝脏后下右肾栖。

25. 肝的体表投影 ◤

腋中上七下十一①，
锁中五肋肋缘齐，
正中上界胸骨下，
下界突下三厘米。

26. 胆道系统 ◤

胆汁肝管汇左后，
肝总胆汁胆囊流，
容量五十汁变稠，
胆总胰管共壶腹，
欧狄括约调汁流。

27. 胰 ◤

胰内胰岛外胰液，
有头有尾还有体，
腰二前方贴后壁，
头藏十二指肠里。

————————

① 腋中线上平7肋，下平11肋。

第四章　呼吸系统

1. 呼吸系统 ◺

> 呼吸系统换气所，
> 排出废气吸入氧，
> 鼻咽喉、气管肺，
> 医生最怕不通畅。

2. 鼻 ◺

> 鼻分外鼻和鼻腔，
> 颅前窝下腭上方，
> 骨与软骨作支架，
> 中隔分腔居中央。

3. 鼻腔 ◺

> 中隔前骨软，
> 犁骨筛垂板，
> 鼻翼围前庭，
> 鼻阈前庭管。

4. 固有鼻腔 ◺

> 上鼻甲上蝶筛窝，
> 鼻窦中上鼻道过，

下鼻道有泪管口，
顶部是那颅前窝。

5. 鼻黏膜特点 ◣

鼻腔黏膜分两部，
上是嗅部下呼吸，
加温空气防尘菌，
利特尔区血易出。

6. 鼻旁窦及其开口 ◣

上颌、额、筛窦前中①，
中鼻道上都相通，
筛窦后群上鼻道，
蝶筛隐窝蝶窦通。

7. 喉 ◣

舌骨下，气管上，
颈四七上颈中央，
前肌覆，后咽腔，
血管神经甲侧叶，
软骨构成喉腔邦，
甲、环、会厌和杓状。

---

① 筛窦前中小气房。

8. 喉肌

横纹喉肌内外侧，
作用环杓司声裂，
环甲关节声①紧松，
喉肌运动音和谐。

9. 喉腔

喉前庭，前庭裂，
喉室声带下腔低，
声门最狭黏膜松，
下腔水肿阻呼吸。

10. 气管

气管如树梢朝下，
胸骨角处左右杈，
左长平，右短直，
十段肺泡葡萄挂。

11. 肺

肺为换气主器官，
两肺分居纵隔边，
四周胸腔下膈肌，
左肺狭长右短宽，

---

① 声带。

左肺二叶右肺三，
一底两面三缘尖，
三缘两面来相交，
肺门出入道和管。

12. 肺下界体表投影 ⃰

锁中六肋夹，
腋中平肋八，
后中十棘突，
十肋线肩胛。
胸膜下界线，
向下两肋差，
只有肩胛线，
下错一肋完。

13. 纵隔 ⃰

纵隔前后纵，
前心后管丛，
气食血管过，
迷走①导管胸。

---

① 迷走神经。

第五章　泌尿系统

1. 肾的形态

> 重百五，肾豆蚕①，
> 左狭长，右粗短，
> 上下端，前后面，
> 内外侧，两个缘，
> 外隆起，内中陷，
> 蒂出入，肾门间，
> 静动脉，输尿管，
> 左蒂长，右蒂短。

2. 肾门投影

> 竖脊肌外侧，
> 十二肋夹角，
> 肾疾叩痛觉。

3. 肾的毗邻

> 肾上肾上腺，
> 后上膈如伞，
> 后下腰横肌，

———————

① 肾形如蚕豆，重150g。

胃胰肠左前，
右十二、结、肝①。

4. 肾的结构 ◹

肾皮质，外层浅，
肾小体，曲小管，
肾柱深入髓质间，
锥体二十底朝边。
开口肾乳头，
包入肾小盏，
小盏合大盏，
大盏肾盂连。

5. 输尿管走行 ◹

输尿管，细又长，
上挂肾盂入膀胱，
全长二五②腹后方，
腰大肌前向下降，
跨过髂总③入盆腔，
二点五长宫颈旁④，
子宫动脉过上方，
向前内侧到膀胱。

---

① 右肾前是十二指肠、横结肠、肝脏。
② 全长 25cm。
③ 髂总动脉。
④ 宫颈旁 2.5cm 处与子宫动脉交叉。

6. 输尿管三狭

> 一狭起始部，
> 二狭髂总处，
> 三狭膀胱入。
> 尿管三狭谷。

7. 尿道及三狭（男性）

> 尿道全长约十八，
> 膜部、内、外口三狭，
> 二弯耻骨前和下。

第六章 内分泌系统

1. 甲状腺

甲状腺，形如甲，
两个侧叶夹个峡，
颈前重约三十克，
随着吞咽上下滑，
上下动脉供养它，
静脉腺表网如麻，
上中下汇颈内静，
甲状腺素促长大，
骨和神经尤靠它。

2. 甲状旁腺

甲状旁腺对上下，
圆形淡红叶后夹，
上对上中交界处，
下对下动脉近它，
调节代谢钙和磷，
全部切除手紧抓。

3. 胸腺

胸腺柄后上纵前[1]，
后贴心包大血管，
腺素促成 T 细胞，
成人萎缩脂肪填。

4. 肾上腺

肾上腺，肾上端，
左半月，右三尖，
前面有沟称腺门，
表层皮质髓中间。

5. 垂体

垂体窝内灰红色，
椭圆重约零六克，
结节、远侧是前叶，
正中隆起、漏斗干，
中间神经部后叶。

---

[1] 胸腺在胸骨柄后、上纵隔前。

第七章　脉管系统

1. 大小循环 ◣

左室射血主动脉，
大小动脉放流排，
毛细血管换物质，
废物静脉带出来。
上下腔通右心房，
三瓣右室肺脉扬，
肺泡毛细吸取氧，
静脉收血回左房，
二瓣左室循环忙。

2. 心脏位置 ◣

心位肺间纵隔内，
三分之二左侧位，
长轴斜向左下方，
前有胸膜内缘肺[①]，
后方食管动脉睡。

3. 心脏四腔及右心房 ◣

左右房室四个腔，

---

① 肺内缘。

房室间隔中间镶，
右心房，静血仓，
右心耳，上下腔，
房室口，前下方，
心耳肌肉呈梳状。

4. 右心室 ◥

右心室，锥向下，
房室口，三尖辖，
瓣膜乳头腱索拉。
右室左上方，
肺动脉口张，
三袋肺脉瓣，
防止肺血返。

5. 左心房、室 ◥

左心房耳为一腔，
肺静脉口开两厢，
二尖瓣口通左室，
主动脉口射血浆。

6. 心脏传导系统 ◥

窦房兴奋房室结，
左右束支分两列，
后束细长左多叉。
浦氏纤维心肌接，

窦性节律室收缩，
一处有疾心停歇。

7. 右冠状动脉 ◣

主脉根处叉冠状，
右耳沟，右后方，
后室间沟右缘支，
沿心右缘向下邦，
后室间支是续行，
下到心尖右侧停。

8. 左冠状动脉 ◣

左冠粗大起主动，
右耳肺动间左行[①]，
旋支冠沟向左后，
室间前支向下行，
左右冠脉对吻平。

9. 心脏体表投影 ◣

第二肋间胸骨缘，
左上：左一点二[②]左上点，
右上：右一厘米胸骨边，
右下：右六胸肋关节牵，

---

① 右心耳与肺动脉间向左行。
② 左上点在胸骨缘左 1.2cm。

左下：左锁中线五肋间，
1~2 厘米内侧迁。
左右上下连弧线，
心脏投影轮廓见。

10. 心包

心包把心裹，
纤维和浆膜，
浆膜脏壁层，
包腔液不多。

11. 肺动脉

肺动脉，短而粗，
接右室，长约五，
主脉弓下左右股，
右走"上腔"后"升主"，
左行食管胸主前，
左二右支肺叶入。

12. 颈总动脉

颈总动脉不同基，
左起主弓右头臂①，
胸锁关节后入颈，
前有胸锁乳突肌，

---

① 主动脉弓、头臂干。

颈内静脉居外立，
内有食管气管居，
后有神经却迷走，
颈总有窦感压力，
有球是一化学器。

13. 颈外动脉及其分支 ◪

甲软上缘起颈总①，
舌骨下叉甲上动②，
舌动起于甲上上③，
面、枕、下颌角三平④，
颈外终支是颞浅，
上颌动脉三分踪，
上下牙槽脑膜中。

14. 甲状腺上动脉 ◪

甲状上动颈外⑤起，
舌骨大角下方齐，
前下布入甲上极，
分支喉上、舌骨膜，
分布喉腔黏膜肌。

---

① 甲状软骨上缘起于颈总动脉。
② 甲状腺上动脉。
③ 舌动脉起于甲状腺上动脉上面。
④ 面动脉、枕动脉、下颌动脉在平下颌角处发出。
⑤ 颈外动脉。

15. 面动脉 ◣

下颌角高度，
面动脉发出，
颌下腺深面，
下颌角前浅，
咬肌前迁上，
内眦动脉变。

16. 上颌动脉 ◣

上颌分支多，
第一中脑膜，
上入棘孔内，
蝶翼沟内过。

17. 锁骨下动脉投影及椎动脉 ◣

锁骨下横动脉弓，
一头胸锁另锁中①，
连线弓高二厘米，
锁骨下动体表影。
最大分支椎动脉，
上穿六个横突孔，
枕骨大孔进颅腔，
脑髓营养它来供。

---

① 一头在胸锁关节，另一头在锁骨中点。

18. 胸廓内动脉 ◪

正对椎动脉起点，
六肋内胸骨对缘，
垂直下降布乳房，
六肋平面两叉长，
膈肌动脉腹壁上。

19. 甲状腺下动脉 ◪

发自甲状干，
上内走一段，
动脉鞘深面，
侧叶后下窜。

20. 肩胛上动脉 ◪

肩胛上起甲颈干，
外斜下走臂丛前，
冈上冈下肌相连。

21. 腋肱尺桡动脉 ◪

腋窝深部腋动成，
大圆肌缘移为肱，
"二头"内缘向下行，
大圆肌下分深肱①，

---

① 肱深动脉。

伴行正中桡颈平①，
肘窝中部尺桡行。

22. 桡动脉 ◥

旋前圆肌肱桡间，
前臂桡侧向下穿，
外靠桡腕屈肌腱，
绕桡茎突手背转，
第一骨间掌深面。

23. 尺动脉 ◥

尺腕屈，屈指浅，
尺动脉，走其间，
到腕横，韧带浅，
过掌腱，膜深面，
掌浅弓，桡支浅，
骨间总，分骨间，
掌深支，弓不浅。

24. 胸肩峰动脉 ◥

有一胸肩峰动脉，
胸小肌后腋脉接，
胸外动脉胸外降，
营养前锯和乳房。

---

① 肘窝中点桡骨颈处分为尺、桡动脉。

25. 肩胛下动脉 ◪

> 腋动下起肩胛下，
> 胛骨外缘降向下，
> 背阔前锯冈下窝，
> 胸背动脉旋肩胛。

26. 旋肱前、后动脉 ◪

> 旋肱前和后，
> 腋下两头露，
> 旋绕外科颈，
> 布肩两吻够。

27. 肱动脉体表投影 ◪

> 九十度，臂外展，
> 锁中肘中连两点。

28. 桡动脉体表投影 ◪

> 肘中下方二点五，
> 桡茎突内连成股。

29. 尺动脉体表投影 ◪

> 肘中下方二点五，
> 豆骨桡缘弓线鼓。

30. 掌深、浅弓位置 ◣

掌腱屈腱间弓浅①，
深弓屈腱骨间间②，
拇外展，基线远，
此点横线掌弓浅，
近两厘米深弓嵌。

31. 胸主动脉 ◣

胸降主动脉，
胸四椎左侧，
心包、气、食管，
肋间九对接，
十二椎出膈。

32. 腹主动脉 ◣

降主脉，出裂孔，
贴腰椎，向下捅，
右下腔，脏壁拱③，
前系膜，肝胰等，
腰四下，分髂总。

---

① 掌浅弓在掌腱膜与屈指腱之间。
② 掌深弓在骨间肌与屈指腱之间。
③ 右侧为下腔静脉，分支有脏支、壁支。

33. 胃左动脉 ◪

　　　　胃左脉不短，
　　　　发自腹腔干，
　　　　左上贲门达，
　　　　急转向后弯，
　　　　小网膜层间。

34. 肝总动脉 ◪

　　　　胰头上入右小网，
　　　　小二指肠上叉两，
　　　　肝固①肝指韧②内穿，
　　　　先插胃右③再往肝，
　　　　"胃右"幽上弯向左，
　　　　右支胆囊④入三角。

35. 胃十二指肠动脉 ◪

　　　　动脉胃十二指肠，
　　　　十二指肠上后降，
　　　　幽门下方分为两，
　　　　胃网右支沿大弯，
　　　　向左大网膜层间，

---

　① 肝固有动脉。
　② 肝十二指肠韧带。
　③ 胃网膜右动脉。
　④ 肝右支发出胆囊动脉。

胰十二指肠上脉，
胰头指肠①间下穿。

36. 肠系膜上动脉 ◥

动脉肠系膜上，
腰一腹主前方，
弓向右侧髂窝，
此脉分支较多。

37. 空肠动脉和回肠动脉 ◥

空回肠，多分级，
回3~5，空3~1，
保蠕动，供血液。

38. 回结肠动脉 ◥

回右中结肠，
三脉排下上，
阑尾回结肠，
系膜尾尖上。

39. 肠系膜下动脉 ◥

肠系膜下供结肠，
平对腰三左下向，
左结、直上和乙状，

———————

① 十二指肠。

各为其主供血忙。

40. 肾动脉 ◣

肾动脉，短粗状，
肠系上①下腹主②旁，
左肾短，右肾长。
术中"副肾"③ 易祸殃。

41. 睾丸和卵巢动脉 ◣

动脉系睾丸，
肾下腹主前④，
斜向外下行，
腰沟跨尿管⑤，
腹沟至睾丸。
女性是卵巢，
小骨盆上缘，
卵巢韧带悬，
达到卵巢前，
阔韧带之间。

42. 髂总动脉 ◣

髂总动脉腰四叉，

---

① 肠系膜上动脉。
② 腹主动脉。
③ 副肾动脉。
④ 肾动脉下方发自腹主动脉前面。
⑤ 在第4腰椎水平跨输尿管。

外下斜走骶髂跨，
髂内内下小盆骨，
髂外腰肌内向下。

43. 髂内动脉 ◹

髂内脉，五分踪，
膀胱下，直肠中，
阴部内、脐、子宫。

44. 子宫动脉 ◹

子宫脉横阔带里，
宫颈外侧二厘米，
此跨尿管桥下水，
弯曲上爬到宫底。

45. 阴部内动脉 ◹

梨肌下，出大孔，
坐骨棘，回绕径，
坐骨小孔再次过，
达坐骨直肠窝中，
坐骨下支内向前，
尿生殖三角后缘。

46. 阴部内动脉分支 ◹

阴部内脉三叉，
阴茎、会阴、直下[①]。

———————

① 直肠下动脉。

47. 闭孔动脉

闭孔盆侧前下行，
相伴闭孔是神经，
闭膜管过股内停，
臀上臀下二脉脉，
梨肌上下出大孔。

48. 髂外动脉及股动脉

骶髂关节前，
腰大肌内缘，
髂外动脉降，
腹股沟中点，
腹壁下脉叉，
股动脉移变，
入降股三角，
尖连收肌管，
下口腘窝潜。

49. 股深动脉

腹沟下三股后边[1]，
旋股内外还有穿[2]，

50. 股动脉体表投影

股沟中点内上髁，

---

[1] 腹股沟韧带下3cm处，从股动脉后发出。

[2] 股深动脉分支有旋股内、外动脉及穿刺动脉。

连线上半股影绰。

51. 腘动脉 ◣

腘窝深而下降，
胫神腘静下方，
下分胫动前后[①]，
数支关节囊腔。

52. 胫后动脉 ◣

胫后直向下，
深浅肌夹层，
内踝后足底，
内外侧两叉。

53. 腓动脉 ◣

腘肌中点下缘三，
胫后[②]𧿹长屈肌间，
腓脉直下不转弯。

54. 胫后动脉投影 ◣

上为腘窝中下点，
下为内髁跟节间，
上下相连投影现。

---

① 胫前、后动脉。
② 胫后肌。

55. 胫前动脉 ◣

> 胫前来腘窝，
> 穿过股间膜，
> 前群肌深下，
> 过踝足背末。

56. 足背动脉 ◣

> 内外踝之间，
> 十字带深面，
> 一二跖骨间，
> 足底深之穿。

57. 足底动脉弓 ◣

> 足背动脉足底深[①]，
> 足底外侧脉相吻，
> 骨间肌浅跖骨底，
> 弓发跖底[②]1~4 根。

58. 面静脉流注 ◣

> 眼脉上下降，
> 海绵窦上通，
> 下面流翼丛，
> 连面前后静，

---

① 足底动脉深支。
② 跖底动脉。

还有两通路，
卵圆、破裂孔，
面静脉无瓣，
感染易脑行。

59. 门静脉系 ◣

非对脏器汇门脉，
肠上①脾静②门系接，
经肝汇入上腔内，
又成四路环内侧。

60. 食管丛侧支循环 ◣

门脉走胃左③，
食管丛支多，
半奇和一奇，
上腔④来汇合，

61. 直肠丛侧支循环 ◣

门脉脾静反向通，
肠下⑤直上⑥直静丛⑦，

---

① 肠系膜上静脉。
② 脾静脉。
③ 胃左静脉。
④ 上腔静脉。
⑤ 肠系膜下静脉。
⑥ 直肠上静脉。
⑦ 直肠静脉丛。

直肠中下髂内总①，

下腔静脉侧支经，

直肠静丛曲张痔，

便血要追其究竟。

62. 脐周侧支循环 ◥

门脉侧支经附脐，

脐周静脉网腹皮，

腹壁下静胸腹壁，

锁下腋静上腔里，

腹壁浅②下③股④髂外，

下腔静脉汇血液，

肝病可使脐网变，

静脉忽张"蜘蛛"奇。

63. 脾 ◥

脾器官，易破裂，

淋巴抗体造贮血，

长十二，宽八五⑤，

厚三对九、十一肋。

---

① 直肠中静脉、直肠下静脉入髂内静脉。

② 腹壁浅静脉为反流走行静脉。

③ 腹壁下静脉为反流走行静脉。

④ 股静脉为反流走行静脉。

⑤ 宽 8.5cm。

第八章　神经系统

1. 神经元

> 神经元、胶元辅，
> 元分胞体和起突，
> 突为轴和树，
> 一轴树多段，
> 上轴连下树，
> 结合连突触。

2. 神经元分类

> 按突数目可分三，
> 假单、双、多级神元，
> 按功亦有三分说，
> 感觉运动和联络。

3. 反射弧

> 受器、传入到中枢，
> 传出、反射效应出。

4. 脊髓

脊髓稍扁位管椎[①]，
上起大孔下马尾，
全长四五[②]两膨大，
颈膨大在五六椎，
腰骶膨大十二归。

5. 脊髓节段与椎骨关系

脊髓节椎节相关，
下颈上胸节一减，
中胸髓椎相差二，
下胸髓椎相差三，
腰段脊髓十十二，
骶尾脊髓胸腰间。

6. 神经节段分布

胸四平面乳头平，
剑突平六胸神经，
胸十神经脐眼走，
耻联上缘腰一行。

---

① 椎管。
② 45cm。

7. 脊髓内部结构 ◣

脊髓如同皮包线，
中管周灰"H"管，
灰是神元混纤维，
白质神经传导电，
灰质分为角、后、前，
中间又有连合连。

8. 白质上行束及其功能 ◣

白质前、后、外侧索，
后薄、楔束体细觉，
侧有脊脑[1]前后束，
传递本体小脑窝，
脊脑[2]侧束温痛觉，
上行传束就五个。

9. 白质下行束及其功能 ◣

皮质脊髓侧束，
交控对侧肌骨，
调节屈肌张舒。

---

① 脊髓、小脑。
② 脊髓、丘脑。

10. 白质前索及其功能 ◣

前索下行束组成，
脊髓丘脑前[1]上行，
皮质脊髓前、内纵[2]，
前司运动后司衡，
前庭脊髓[3]功多种，
伸肌松紧体平衡，
顶盖脊髓[4]管试听，
网状脊髓[5]肌紧松。

11. 脑干外形腹面观 ◣

内囊丘脑视交叉，
垂体靠在交叉下，
大脑两脚夹乳头，
交叉视束脚骑跨，
大脑脚下连脑桥，
椎体向前有交叉。

12. 脑干背面观 ◣

脑干背观形各异，

---

① 脊髓丘脑前束。
② 皮质脊髓前束和内侧纵束。
③ 前庭脊髓束。
④ 顶盖脊髓束。
⑤ 网状脊髓束。

松果内外膝状体，
上丘下丘正中沟，
小脑脚内侧隆起，
面神丘，髓纹理，
舌下迷走前庭区，
楔束薄束结相依。

13. 脑神经 ◣

脑神经，十二对，
九至十二延髓缀，
三四神经连中脑，
五到八哥侬桥睡，
九弟神经出入腹，
只有四哥偏得背。

14. 脑干躯体感觉核 ◣

躯体感觉核中，
蜗核加上前庭，
三叉三分三道，
脊束脑桥中脑。

15. 脑干内脏运动核 ◣

内脏运动核四对，
动眼副核迷走背，
上下泌核上下位，

共属副交①功可贵。

16. 脑干躯体运动核 ◣

副核、吞下、展，
滑车加动眼，
三叉动、疑、面，
八核都说完。

17. 中继核 ◣

楔薄束核脑桥核，
下橄榄核核红黑。

18. 脑干白质 ◣

白质四丘锥体束一，
内外三叉脊髓丘系。

19. 脑干网状结构 ◣

灰白纤维结成网，
功能复杂联系广，
调节躯体与内脏，
大脑皮质亦影响，
易化区，抑制区，
机能活动两对立，
上行激动脑清晰。

---

① 副交感神经。

20. 脑干机能 ◻

　　　　脑干机能少，
　　　　反射和传导。

21. 小脑 ◻

　　　　颅后窝内小脑囚，
　　　　中有脑蚓侧半球，
　　　　机能形态界三分，
　　　　绒球结叶新和旧，
　　　　旧脑调节肌张力，
　　　　绒球有疾平衡愁，
　　　　新脑主司肌松收。

22. 小脑结构 ◻

　　　　小脑结构分三层，
　　　　白质夹在灰质行，
　　　　髓质脑核和皮质，
　　　　各有各的机和能。

23. 小脑的纤维联系 ◻

　　　　小脑三脚上中下，
　　　　下延中桥上对中①，

---

① 上脚对中脑，中脚对脑桥，下脚对延髓。

24. 间脑

> 脑干大脑半球间，
> 三室丘脑在里边，
> 丘脑"Y"分三部核，
> 内外侧核前核先，
> 外侧核，再分三，
> 腹前后核腹外边。

25. 后丘脑

> 后丘脑，后外立，
> 包括内外膝状体，
> 腹后核，连一起，
> 体感视听向上递。

26. 下丘脑

> 下丘沟股①卧下丘，
> 前中后区多核构，
> 视上室旁和结节，
> 内外侧核深乳头，
> 神经体液各千秋，
> 下丘功能多复杂，
> 泌调代平它都有。

---

① 下丘脑沟的腹侧。

27. 大脑外观 ◣

大脑两半球圆溜，
额顶枕颞岛回沟，
顶枕外侧沟中央，
胼胝海马皮带扣，
距楔边缘底嗅球。

28. 侧脑室 ◣

空腔脑室脊液清，
产生脊液脉络丛，
第三脑室通间孔，
"C"状侧室左右庭。

29. 纹状体 ◣

屏状核，杏仁体，
尾状豆状共基底，
豆状尾状头连头，
灰白相间纹状体，
豆状又分壳和球，
苍白球称旧纹体，
壳和尾状新纹立，
保持肌群协调稳，
维持正常肌张力，
面具脸，跳舞症，
纹状体上找根据。

30. 大脑白质 ◣

白质纤维三分说，
连合投射和联络，
投射纤维走内囊，
内囊出血"三偏"多。

31. 大脑功能分区 ◣

感觉中枢后中央，
视觉距状分两帮，
颞横回处能听歌，
海马回沟嗅臭香，
运动中枢中前回，
倒立分布下在上，
头部是正管对侧，
功能越多面越广。

32. 深感觉传导路 ◣

周围冲动进脊髓，
脊神节元①向上递，
楔束薄束到延髓，
楔束薄核第二级，
丘系交叉腹内侧，
椎体束背内丘系，

_____

① 一级神经元。

丘脑交错到中脑，
内囊后脚丘辐射，
中央后回汇信息。

33. 浅神经传导路 ◣

痛和温，粗触感，
脊神节元周突出，
后根入髓上两节，
二级神元固有核，
白质连合到对侧，
脊髓丘脑侧前束，
内侧丘系外边过，
丘脑外侧腹后核，
内囊中央投辐射，
中央后回对号座。

34. 头面部感觉传导路 ◣

面部神经末梢，
三叉神经细胞，
脑桥中分升降[①]，
降支温痛传导，
三叉脊束核了，
升支传导触觉，
止核三叉脑桥，

---

① 在脑桥中部分为短升支、长降支。

越边三叉丘系，
丘脑外侧腹后①，
上经内囊后脚，
丘脑中央辐射，
后回下端终到。

35. 视觉传导路 ◪

纤维细胞连双级，
节细胞，视网里，
孔后交叉视神经，
视束外侧膝状体，
内囊后脚过辐射，
距状沟侧看清晰。

36. 听觉传导路 ◪

耳蜗神经连双级②，
周突连着螺旋器，
蜗根、内耳蜗神核，
大部越边外丘系，
三级③内侧膝状体，
内囊后脚过辐射，
听辐射到颞横皮。

---

① 腹后核。
② 第一级神经元。
③ 第二级神经元的位置。

37. 锥体系 ◣

锥体系，司随意，
传导神元只两级，
大脑皮质上神元，
下元脑干前角①里。

38. 皮质脑干束（皮质核束）◣

头面皮质脑干束，
前回贝茨②发轴突，
内囊膝、脑脚中部，
脑干背外各核入，
面核下部、舌下核，
只受对侧来管束，
其余双侧神经入。

39. 皮质脊髓束 ◣

皮质脊髓束功奇，
前回贝茨轴突起，
内囊后脚前过去，
分束穿越脑桥底，
延髓上部合锥体，
多半交叉到对侧，

---

① 脊髓前角。
② 巨锥体细胞。

锥体交叉延髓立。
皮质脊髓侧束系，
逐止前角细胞里，
皮质脊髓前束奇，
逐节越边前角续，
还有终不对岸去，
功在控制躯干肌。

40. 皮质－纹状体系 ◪

皮质纹状锥体外，
额叶纤维向下来，
尾状核、壳换神元，
苍白球上共相连，
苍白球再下联络，
黑质网状丘、红核，
红核、网状脊髓束，
发出传束前角入，
运动多少肌张舒。

41. 皮质－脑桥－小脑系 ◪

皮质脑桥小脑系，
皮质脑桥束两起，
额叶起纤内囊前①，

----

① 额叶发出的纤维经内囊前角下行。

顶枕颞维内囊后①，

42. 脑和脊髓的硬膜 ◥

硬、软、蛛网膜，
层层脑髓裹，
硬脊膜外有腔，
硬脑膜外窦多。
上松下紧连颅骨，
海绵窦为内外河。

43. 蛛网膜 ◥

蛛网膜，像蛛网，
上有池珠粒粒镶，
软膜之间有小梁，
下腔出血痛难当。

44. 软脑膜 ◥

侧脑脊膜真薄软，
紧贴脑脊布血管，
脑室膜上脉络丛，
脑脊液体它生产。

45. 脑脊液循环 ◥

侧脑室，脉络丛，

---

① 顶叶、枕叶、颞叶发出的纤维经内囊后脚下行。

脑脊液，泌其中，
室间孔，三室经，
脑水管，四室通，
正中孔，外侧孔，
蛛网下腔脊液清，
蛛网颗粒回吸收，
淋巴回路亦有功，
硬膜窦汇入静脉，
脊液循环细淙淙。

46. 脊髓的血管 ◣

脊髓动脉两来源，
椎动脉，分后前，
前沿正中后根基，
颈升动脉腰肋间，
髓支动脉形如钳，
前后连成动脉冠。

47. 颈内动脉 ◣

颈内动脉起颈总，
颈动脉管进颅中，
海窦侧壁沟前过，
眼支向前过视孔。

48. 大脑前动脉 ◣

大脑动脉前，

行视神①上面，
进半球裂间，
前交通动脉，
横牵两大前②，
向胼胝背后，
布脑前大半，
细小中央支③，
豆尾内囊前。

49. 大脑中动脉 ◪

大脑动脉中，
颈内动脉终④，
行向后外侧，
脑侧把血通，
豆尾内囊后，
中央支脆纤，
出血内囊变，
"三偏"病危险。
脉络膜前脉，
细长易栓塞，
后交通动脉，
椎脉把桥接。

---

① 视神经。
② 横支连两侧大脑前动脉。
③ 小中央动脉。
④ 大脑中动脉是颈内动脉的终末支。

50. 椎动脉 ◣

椎动脉，起锁下，
横突孔，向上爬，
大孔入，后窝达，
左右合，基底①夹。

51. 大脑动脉环 ◣

大脑有环威利氏②，
围绕乳头交叉视，
前交通③，脑前动④，
颈内脉⑤，后交通，
大脑后脉环周始，
颈内、椎脉互相通，
调节血液送物质。

52. 脑静脉 ◣

脑部静脉深浅头，
单行无瓣易反流，
浅分上、中、下，
注矢、横、乙窦，

---

① 基底动脉。
② Willis 环（大脑动脉环）。
③ 前交通动脉。
④ 大脑前动脉。
⑤ 颈内动脉。

深汇大静脉，
直窦血液流，
深浅多联络，
感染内外愁。

53. 血－脑屏障 ◣

血脑防护有障屏，
内皮细胞无小孔，
细胞紧接基膜整，
胶质膜裹管外层，
有害物质难通行。

54. 脊神经 ◣

脊神经，前后根，
前动后感功能分①，
后根椎孔神经节，
椎间孔内合一筋，
内脏躯体传出入，
混为一束难辩真。

55. 脊神经数量 ◣

脊神三一对②，
颈八胸十二，

---

① 前根为运动神经，后根为感觉神经。
② 31 对脊神经。

腰骶各是五，
尾神一对弧。

56. 颈丛的位置和组成 ◥

中斜角肩胛提肌，
前面颈丛贴的密，
胸锁乳突上深面，
颈神前支四到一。

57. 颈丛分支 ◥

皮质肌支叉颈丛，
皮出胸乳肌后中，
枕小、耳大和颈横，
锁骨上[1]管颈前胸。

58. 膈神经 ◥

三四五颈组成膈[2]，
前斜[3]前上外侧落，
锁骨下动、静脉夹，
胸廓上口入胸廓，
肺根前到心包膜，
胸膜膈肌亦包括，

---

① 锁骨上神经。
② 膈神经根为 $C_3 \sim C_5$。
③ 前斜角肌。

肝胆表面布腹膜。

59. 臂丛 ◣

五六七八一根五，
五六前支上干组，
下干八一前支成，
中干颈七一支孤。
三干又分六个股，
上中前股外侧束，
下干前股内侧束，
三个后股合成束，
五大分支也好记，
尺桡正中腋肌皮。

60. 胸长神经 ◣

胸长神经五六七，
胸壁外降前锯肌。

61. 胸背神经 ◣

六七八①起锁上方，
肩胛腋缘后外降，
背阔肌上胸背当。

---

① 颈神经根。

62. 肌皮神经走行 ◥

外侧束上长肌皮，
肱中穿越喙肱肌，
二头①肱肌间下行，
肘窝上方改名姓，
前臂外侧皮神经，
大鱼际肌桡侧终。

63. 正中神经走行 ◥

内外侧束合正中，
中臂越过动脉肱，
尺侧行，到肘窝，
旋前圆肌来穿通，
夹在深浅屈指中，
掌长、桡腕屈腱中，
最浅位置在腕横，
过腕管，有支返，
下叉三支是指总。

64. 正中神经支配 ◥

正中支配前臂前，

---

① 肱二头肌。

桡侧腕屈①旋前圆②，
掌长肌，拇长屈，
指深屈肌桡侧半。
旋前方，屈指浅，
大鱼际，一二蚓，
掌指桡侧三个半。

65. 正中神经损伤征

正中神经不旋前，
拇食中指不能弯，
对掌功能受牵连，
桡侧三指半感残，
鱼际萎缩手如猿。

66. 尺神经走行

尺神内侧束上接，
外边走着肱动脉，
上臂中分转向后，
穿过内侧肌间隔，
肘后走内尺神沟，
尺侧腕屈肌根走，
沿其深面前臂前，
尺神尺脉相伴眠，

---

① 桡侧腕屈肌。
② 旋前圆肌。

一内一外腕上边，
手背手掌两支叉，
手掌一支分深浅。

67. 尺神经支配 ◣

指深屈肌尺侧半，
尺侧腕屈尺亦管，
小鱼拇收肌骨间，
蚓状肌是四和三。

68. 尺神经损伤征 ◣

尺神受伤腕力减，
骨间肌瘫停收展，
环小不屈拇不收，
手指尺侧一个半，
背面尺侧两个半，
感觉消失手爪变①。

69. 桡神经走行 ◣

臂丛后束发出桡，
腋动肱深两相绕，
肱三长头内侧头，
间夹桡前肱后到，
桡神沟到肘窝外，

———————

① 爪形手。

肱①肱桡②间深浅③找。

70. 桡神经浅支走行 ◥

肱桡尺侧浅④下行，
肱桡肌腱桡骨中，
桡骨茎突后上转，
手背桡侧两指半。

71. 桡神经深支走行 ◥

肱桡旋后潜过深⑤，
深浅肌间来布分。

72. 桡神经损伤征 ◥

肱中桡神多风险，
指腕不伸拇不展，
"虎口"感觉全消失，
不能旋后呈"垂腕"。

73. 腋神经走行及支配 ◥

腋神经后束初向后，
外科颈长头之间走，

---

① 肱肌。
② 肱桡肌。
③ 分为深浅两支名。
④ 桡神经浅支。
⑤ 桡神经深支。

三角肌深面肩外展，
三角区皮肤浅支感。

74. 肋间神经走行 ◣

四乳头，六剑突，
十脐腰一走沟股。

75. 腰丛组成和位置 ◣

1~4 前支①组腰丛，
腰大肌后和肌中。

76. 髂腹下及髂腹股沟神经 ◣

髂腹下髂腹股沟，
二支共干腰方走，
腹横②深面髂嵴上，
腹内斜肌深面头。

77. 髂腹下神经 ◣

髂前上棘内走髂腹下，
外斜腱膜深面腹沟达。

78. 髂腹股沟神经 ◣

髂腹股沟神经起，

---

① 第 1~4 腰神经前支。
② 腹横肌。

韧带中出内斜肌，
精索浅走皮下环，
布于阴部囊唇皮。

79. 股神经 ◣

腰 2~4 根股神经，
腰大肌外向下行，
腹股沟外深面跑，
股动脉外股三角，
支配耻骨肌缝匠，
股四头肌抬腿忙，
隐神偷过收肌管，
股薄之间到缝匠，
大隐共伴隐神经，
小腿足内神经网。

80. 闭孔神经 ◣

腰大①内缘降盆腔，
闭膜管自盆侧帮，
股内分支股薄肌，
耻骨收肌短大长，
受损大腿内收减，
不能得意翘"二郎"②，

---

① 腰大肌。
② 患肢不能放健肢上，俗称"二郎腿"。

股内感觉也要丧。

81. 骶丛 ◣

骶丛来自腰骶干，
另加骶尾神支前，
盆内梨肌前方过，
远看犹如三角板。

82. 臀上神经及其支配 ◣

梨肌上孔出盆腔，
臀中小肌阔筋张。

83. 臀下神经及其支配 ◣

臀下走梨下，
支配肌臀大。

84. 阴部神经走行 ◣

阴部一神经，
穿梨肌下孔，
坐骨后棘绕，
过坐骨小孔，
坐骨直肠窝，
一支三分割，
直肠下会阴，

阴茎蒂①背合。

85. 股后皮神经 ◣

股后皮神经，
出门梨下孔，
股后正中降，
腘窝下方通，
臀皮会阴部，
股后腘窝终。

86. 坐骨神经 ◣

坐骨神经最粗大，
腰四骶三处梨下②，
坐骨结节大转间，
"二头""二半"间下达③，
腘上分为胫腓总，
股后肌群它管辖。

87. 胫神经 ◣

腘上直下行，
伴着胫动静，
穿比目鱼弓④，

---

① 女性为阴蒂神经。
② 神经根（L₄~S₃）出梨下孔。
③ 股二头肌与半膜肌、半腱肌之间深面下达。
④ 比目鱼肌腱弓。

深浅肌群中，
胫后肌长屈①，
夹着此神经，
踝管到足底，
内外两分踪。

88. 胫神经损伤征 ◣

足不内翻趾不弯，
仰趾足，足外翻，
腿后足底感觉迟，
胫神受伤把心担。

89. 腓总神经 ◣

腓总起于腘上边，
"二头"内侧外下迁，
绕腓骨颈外侧前，
分为腓深和腓浅。

90. 腓浅神经 ◣

腓浅腓肌长短间，
中下交界深到浅，
踝关节前到足背，
二到五趾足背缘。

---

① 胫后肌、拇长屈肌。

91. 腓深神经及其支配 ◣

胫前动脉伴腓深，
胫骨前肌趾长伸，
夹着腓深到足背，
胫前足背肌它亲，
一二趾背感觉真。

92. 腓总神经损伤征 ◣

腓总受伤把愁添，
足不背屈不外翻，
跨越步态趾屈弯，
足背趾背小腿外，
感觉丧失足内翻，
足成"马蹄"心更酸。

93. 十二对脑神经 ◣

一嗅二视三动眼，
四滑五叉六外展，
七面八听九舌咽，
十神迷走十一副，
十二舌下神经完。

94. 十二对脑神经分类 ◣

十二神经功能多，
一二八对是感觉，

十一十二三四六，
运动神经是五个，
五七九十是混合。

95. 嗅神经 ◢

嗅黏膜枢突，
嗅丝二十束，
筛孔入嗅球，
嗅觉大脑入。

96. 视神经走行 ◢

视神经突球后集，
穿孔巩膜向后离，
视神经孔入颅腔，
两侧纤维分颞鼻，
鼻侧交叉颞不交，
交叉沟里互交挤，
两束到外膝状体。

97. 动眼神经走行及其支配 ◢

动眼核和副①，
中脑脚间出，
海窦外侧走，
眶上裂眶入，

---

① 动眼神经副核。

上下内直肌，
上斜上睑提。

98. 动眼内脏神经 ◥

内脏神经藏动眼，
睫状神节短换元，
交感开大睫状肌①，
瞳孔括约副交感。

99. 动眼神经损伤征 ◥

眼球不转睑下吊，
瞳孔向下光反消②。

100. 滑车神经 ◥

出中脑背下两边，
绕大脑脚外前弯，
海绵窦外眶上裂，
动眼神经上方穿，
上斜肌上它线牵。

101. 三叉神经 ◥

三叉传入，传出三叉，
运动根小，感觉根大，

---

① 睫状短神经、副交感神经都经过此处。
② 对光反射消失。

脑桥基底，小脑中脚，
三叉神经，颞岩前下，
上下颌神，眼神三叉。

102. 眼神经 ◥

眼神入眶眶上裂，
鼻眼感觉靠鼻睫①，
额分额支和眶上②，
泪腺神经泪腺接。

103. 上颌神经 ◥

圆孔走出神上颌，
分支位置翼腭窝，
眶下神经眶下裂，
上牙槽后③骨中过，
两短神经是翼腭。

104. 下颌神经及其分支 ◥

下颌神经是混合，
卵圆孔出司咀嚼，
耳颞神经过腮腺，
下牙槽神下颌过，

---

① 鼻睫神经。
② 额神经分两支。
③ 上牙槽神经。

额孔穿出改名颏，

咬肌前出颊神经，

舌神大半舌前膜①，

105. 三叉神经节上损伤 ◪

三叉神经节上伤，

面头和舌感觉障，

角反射消咀肌瘫，

下颌偏向患侧张。

106. 三叉神经眼支受损征 ◪

眼支受损伤，

睑上感觉障，

角膜反射丧。

107. 上颌支受损征 ◪

下睑上唇，

上牙腭龈，

感觉迟混，

上颌神损。

108. 下颌神经损伤征 ◪

下颌齿、龈、皮，

同侧咀嚼肌，

---

① 舌神经管理舌前 2/3 黏膜的一般感觉。

舌前多大半，
感觉运动息。

109. 外展神经 ◣

展神钻出脑桥沟，
海窦外侧上裂走，
外直肌收球外转，
外展受伤内斜瞅。

110. 面神经 ◣

离脑干，面神经，
内耳门，进门庭，
内耳道，道亦经，
面神管，茎乳孔，
穿腮腺，腮腺丛，
放射支，五支终，
颊、颧、颞、下额、颈，
颈阔肌，面表情。

111. 面神经管内的分支 ◣

面神管内分支多，
岩大神经和鼓索，
镫骨肌支和翼腭，
翼腭节发泪腺支，
腭支再加一鼻腭。

112. 面神经受损征 ◣

面神经最娇，
受损额纹消，
瞪眼不皱眉，
鼻唇沟不凹，
口向健侧歪，
不会吹口哨。

113. 蜗神经 ◣

蜗神节，蜗轴里，
蜗神经，蜗旋器，
内耳门，声刺激，
入脑干，蜗核集。

114. 前庭神经 ◣

前庭节，前庭起[①]，
球、圆斑[②]，壶腹嵴，
平衡觉，内耳挤，
前庭核，脑干里。

115. 舌咽神经 ◣

脑干连着神经，

---

① 前庭神经由前庭神经节发轴突形成。
② 球囊斑、椭圆囊斑。

颈静脉孔过穿，
颈内动静脉间，
茎突咽肌过弯，
舌骨舌肌深面，
舌后黏膜少半。

116. 舌咽神经受损征 ◣

舌咽神经受损征，
同侧咽肌松又热，
咽峡舌根不觉痛，
舌后味道说不清。

117. 迷走神经 ◣

迷①根橄榄沟后中，
颈静脉孔中外通，
颈内动静脉夹行，
颈总内静后降胸。

118. 迷走神经（右侧） ◣

右夹锁下动静间，
气管右降支气管，
食管后胸右肺丛，
食管右后裂孔钻。

---

① 迷走神经。

119. 迷走神经（左侧）

锁下、颈总夹左①行，

右后走着主脉弓，

食管前丛左肺丛。

食管右前裂孔通。

120. 迷走神经分支

喉上支，耳和咽②，

颈上心，支喉返③，

支气管、食管、心，

胃前后，腹腔肝。

121. 喉上神经

喉上神经分内外④，

甲状舌骨膜内⑤来，

外支甲叶深面去，

动脉神经分不开⑥，

结扎动脉靠甲体，

此处有条间隙带。

---

① 左侧迷走神经。

② 耳支和咽支。

③ 喉返神经。

④ 喉上神经分内、外两支。

⑤ 内支穿甲状舌骨膜。

⑥ 喉上动脉、神经相伴走行。

122. 喉返神经 ◥

喉返神经迷走返，
气食管沟间上迁，
左绕主弓右锁下①，
潜入甲腺背深面，
甲下动脉结扎时，
起点颈总最安全。

123. 副神经 ◥

副神经，自脑干，
颈静脉孔颅外边，
内支随迷②布于咽，
外支颈内动静间，
后外斜方肌上牵，
胸锁乳突肌里钻。

124. 舌下神经 ◥

根子在脑干，
舌下神经管，
颈内静动间，
弓形向前弯，

---

① 左侧喉返神经绕主动脉弓；右侧喉返神经绕锁骨下动脉。
② 迷走神经。

舌骨舌肌面，
入舌颏舌穿，
受损舌肌瘫，
舌尖患侧偏。

125. 内脏神经

内脏神经较特殊，
脑和脊髓多中枢，
周围神经节、纤维，
内脏纤维传出入，
心腺内脏血管布。

126. 内脏运动神经特点

自主神经不随意，
作用持续有节律，
交感、副交节前后，
不穿鞘衣慢脾气。

127. 交感神经

交感交感，
中枢孤单，
上起胸一，
下到腰三①，

---

① 脊髓神经节。

周围有二①，
椎旁、椎前，
椎前多节，
椎旁成干。

128. 椎旁节神经元 ◣

椎旁节，神经元，
节后纤维去路三，
灰交通随脊神经，
血管立毛肌汗腺，
随着动脉入器官，
直达器官无桥攀。

129. 副交感 ◣

副交感，对交感，
2~4 骶髓神核嵌。
节有器官旁，
还有壁内潜，
节前纤维长，
节后纤维短，
交感来应急，
副交来应缓。

---

① 周围神经节。

130. 内脏感觉特点 ◪

内脏感觉有点懒，
内脏躁狂它才管，
定位报告常出错，
牵拉冷热却敏感。

131. 肱二头肌反射 ◪

肱二头肌腱遭打，
肌皮神经传电码，
颈五六七指示发，
令电原路返回家，
肱二头肌肘屈夹。

132. 跟腱反射 ◪

跟腱挨打遭人欺，
胫神受惊报警急，
腰五骶二听说后，
命令小腿三头肌，
蹬他一下足跖屈。

133. 腹壁反射 ◪

钝针划了腹肚皮，
肋间神经不服气，
上报胸段八和九，
中报胸髓十、十一，

下报十一、十二里，
腹肌收缩显威力。

134. 提睾反射 ◺

划了股内皮，
闭孔神着急，
上枢腰二一，
生殖股生殖①，
电传提睾肌，
睾丸快上提。

135. 角膜反射 ◺

棉花轻轻角膜划，
就这惊了神三叉，
面神核上中枢报，
面神急忙传电话，
眼轮匝肌眨一下。

136. 眼心反射 ◺

眼球遭按压，
牵涉神三叉，
迷走背核知，
心支心从下，
心跳慢档挂。

----

① 生殖股神经生殖支。

137. 腭垂反射 ◥

刺激腭垂惊舌咽①，
疑核命令迷走传，
腭垂肌肉忙照办，
拉着腭垂向上搬。

138. 瞳孔对光反射 ◥

视网膜上光照了，
视神经束报中脑，
动眼副核发指令，
睫状神节传令跑，
瞳孔括约肌说好，
急把瞳孔门关小。

---

① 舌咽神经。

第九章　感觉器官

1. 眼球结构

> 眼球眼轴前后极，
> 角膜晶状玻璃体，
> 房水流动后前房，
> 外中内膜眼球壁，
> 角膜巩膜是外膜，
> 虹膜脉络睫状体，
> 网状视膜看东西。

2. 虹膜

> 虹膜中央有瞳孔，
> 内有平滑肌两种，
> 环状瞳孔括约肌，
> 开大瞳孔放射形。

3. 视网膜

> 内膜称视网
> 分为视和盲，
> 圆视神经盘，
> 盘内有黄斑，
> 中央凹敏感。

4. 房水循环

房水生于睫状体，
后房瞳孔前房里，
流过虹膜角间隙，
巩膜静脉窦回吸。

5. 眼肌及其支配神经

上下内直下斜动眼①，
上斜滑车外直外展②。

6. 耳及耳结构

耳有一耳郭，
外耳道鼓膜，
鼓室咽鼓管，
乳突小房多，
前庭半规管，
此处感位觉。

7. 鼓室六壁及开口

上壁鼓室盖盖住，
下颈静脉壁壁骨，

---

① 上直肌、下直肌、内直肌、下斜肌为动眼神经支配。

② 滑车神经支配上斜肌；外展神经支配外直肌。

前颈动脉壁壁有，
外上咽鼓管开口。
乳突壁，位于后，
有口乳突通鼓窦，
外侧壁，鼓膜鼓，
内侧有壁称迷路，
前庭蜗室二膜封，
后上面神经管凸①。

8. 听小骨链

锤骨敲，砧骨顶，
镫骨顶前庭。

9. 前庭四壁

外壁前庭窗窗眼，
内壁内耳道底板，
向前大孔通耳蜗，
后五孔通半规管。

10. 声音传播途径

声波阵阵振鼓膜，
听小骨链来唱和，
外淋巴波波声起，
前庭阶上声声歌，

---

① 前庭窗的后上方有一弓形隆起，称面神经管凸。

蜗孔鼓阶传声韵，
蜗窗凸凹减震波，
内淋巴动基底膜，
刺激考蒂螺旋器，
蜗神去向大脑说，
颞横皮层听唱歌。

11. 蜗管位置 ◨

蜗管起前庭，
终止在蜗顶，
两端均盲管，
连合球囊连。

12. 蜗管四壁 ◨

内接骨性螺旋板，
外贴于蜗螺旋管，
上前庭膜隔庭阶，
基底膜上考蒂嵌。

第十章 生殖系统

1. 男性生殖器 ◣

> 睾丸附睾输精管，
> 精囊壶腹射精管，
> 尿道球腺前列腺，
> 阴囊阴茎在外边。

2. 睾丸位置及四邻 ◣

> 左右睾丸阴囊里，
> 右侧高来左侧低，
> 后缘直接连附睾，
> 前缘游离隆凸起，
> 上有附睾下游离。

3. 输精管 ◣

> 分四邻，输精管，
> 睾丸部，丸后边，
> 精索起，睾上端，
> 皮下环，索其间，
> 腹沟管，精管穿，
> 入盆骨，经腹环，
> 弯向内，尿管前，

到膀胱，底后边，
精壶腹，精囊腺，
两合一，射精管。

4. 精索起止及组成 ◪

睾丸上端到腹环，
层层被膜包裹严，
输精管，淋巴管，
神经、动脉称睾丸[①]，
提睾肌，鞘韧带，
静脉丛枝如藤缠。

5. 前列腺位置及分部 ◪

前列腺，形如栗，
三部分，尖底体，
上膀胱，压腺底，
有尿道，穿过去，
耻联合，腺前立，
后直肠，有间隙，
脂静脉，松结缔[②]，
生殖膈，尖下立，
腺沟消，尿如滴[③]。

---

① 睾丸动脉。
② 脂肪、静脉、疏松结缔组织。
③ 老年人前列腺肥大，腺沟消失，尿线滴沥，排尿
困难。

6. 阴囊层次 ◣

> 皮肤肉膜连着亲，
> 精索内外筋膜分，
> 睾丸提肌夹当中，
> 壁脏鞘膜睾丸筋。

7. 卵巢位置 ◣

> 卵巢腺，圆圆扁，
> 小骨盆，侧壁嵌，
> 髂内外，动脉间，
> 卵巢窝，窝里边。

8. 卵巢四邻 ◣

> 内侧面盆近小肠，
> 外侧卵巢窝壁墙，
> 前缘系膜阔韧带，
> 后缘游离空荡荡，
> 上有卵巢悬韧带，
> 下端固有韧带强。

9. 输卵管 ◣

> 肌性弯曲一"喇叭"，
> 长的十二短的八[1]，

---

① 输卵管长 8～12cm。

阔带上缘横包裹，
内入宫内，外散花，
管通外界分四部，
漏斗壶腹子宫峡。

10. 子宫形态 ◥

子宫形如梨倒立，
厚二宽四长约七[①]，
阴部道，子宫角。
约重五十[②]底颈体。

11. 子宫阔韧带 ◥

子宫前后腹膜壁，
两侧延伸连盆壁，
上缘包绕输卵管，
血管韧带夹进去。

12. 子宫圆韧带 ◥

子宫圆韧带，
子宫角处来，
盆侧循前行，
腹股沟管中，
止于大阴唇，

---

① 单位均为厘米。
② 重约50g。

子宫保前倾。

13. 子宫主韧带 ◸

起宫颈阴道上部，
止盆壁韧带拉住。

14. 子宫骶韧带 ◸

宫颈后方韧带连，
弓绕直肠骶骨前。

15. 广义会阴界限 ◸

广义会阴菱形环，
前耻联合骨下缘，
耻骨坐骨下支牵，
坐骨结节分两边，
骶结韧带尾骨尖，
两坐骨节连一线，
尿殖肛门三角现。

16. 肛提肌 ◸

如漏斗，下尖细，
盆下口，来封闭，
起盆侧，向后走，
前列腺，直肠壁，
直肠后，尾骨续，
托内脏，肛紧聚。

第十一章　腹　膜

1. 腹膜内位器官 ◥

空回盲肠胃，
卵巢脾阑尾，
腹膜全包被。

2. 腹膜间位器官 ◥

升降结肠弯，
子宫膀胱肝，
腹膜大包边。

3. 腹膜外位器官 ◥

胰腺肾脏肾上腺，
十二指肠降部段，
尿管腹膜外位见。

4. 小网膜 ◥

小网膜，胃小弯，
指肠上①肝门牵，
有腹膜，连其间，

---

① 十二指肠上部。

肝指肠带右缘边①，
门脉总管固有肝②。

5. 大网膜

起于胃大弯，
两层垂下边，
反折向上攀，
横结肠膜牵，
外观像围裙，
"腹腔卫士"担。

6. 网膜囊六壁

前壁胃大小网膜，
左肾胰表膜后裹，
上为肝膈下面壁，
横结及膜下壁坐，
左壁胃肾脾韧带，
右壁网膜孔开凿。

7. 网膜孔四壁

肝十二指肠韧带，
构成网膜孔前界，
上肝尾叶后下腔③，
十二指肠下壁在。

---

① 右缘为肝十二指肠韧带。
② 肝十二指肠韧带内有门静脉、胆总管和肝固有动脉。
③ 下腔静脉。

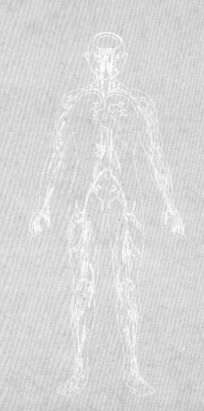

下 篇

局部解剖学

第一章 头 部

1. 头顶区皮肤层次 ◣

> 头顶组织五层说，
> 皮肤、皮下、帽状膜，
> 膜下疏松、颅骨衣，
> 前三"头皮"难分割，
> 皮肤厚密毛囊多，
> 血供丰富易愈合。

2. 头皮浅筋膜特点 ◣

> 头皮浅筋有小梁，
> 梁隔脂肪成小房，
> 房内血管壁固定，
> 血管难缩出血狂，
> 小房渗液不易散，
> 感染之时痛叫娘。

3. 滑车上动脉 ◣

> 滑车上脉眼支终，
> 中线外二伴神经，
> 共穿眶隔达额区，
> 额区血液它供应。

4. 眶上动脉、神经

> 眶上动脉眼脉接，
> 视神经在其下贴，
> 眶上切迹到额区，
> 眶上神经额神裂，
> 提上睑肌眶上壁，
> 之间眶上神经楔。

5. 枕动脉

> 颈外脉发枕动脉，
> 二腹后腹深面埋，
> 后上方达项肌深，
> 斜方上份穿出来，
> 颅顶后部供血液，
> 枕动静内枕大①排。

6. 腱膜下疏松结缔组织

> 帽状颅骨外膜连，
> 二者之间疏松填，
> 出血易延有导静，
> 后项线和眶上缘，
> 导静板障硬窦通，
> 一处感染他处悬。

---

① 枕大神经。

7. 颞区层次 ◣

> 颞区颅区层不同，
> 多层颞肌共五层，
> 颞区皮肤易移动，
> 横竖切口都好缝。

8. 颞浅动脉 ◣

> 颈外动脉颞浅送，
> 起点前方下颌并，
> 耳颞神经来伴行，
> 颧突、颧、颞支①表定，
> 上达颞区腮穿经，
> 颧弓下分支面横，
> 弓上又分额和顶，
> 耳屏前方有搏动，
> 伴行还有颞浅静。

9. 耳颞神经 ◣

> 耳颞神经自下颌，
> 腮腺上缘来穿梭，
> 跨过颧弓根浅面，
> 到达颞区小支多。

----

① 面神经分支。

10. 耳后动脉 ◼

耳后动脉起颈外，
乳突前方上行快，
耳后腮腺分布带。

11. 耳大神经 ◼

颈丛皮支中耳大，
胸锁乳突浅上架，
耳及耳周皮布叉。

12. 颞肌 ◼

颞肌起自下颞线，
颞筋膜深层深面，
前部肌纤直向下，
后部肌维斜前变，
颧弓深面移为腱，
下颌冠突止点连，
保护脑膜脑组织，
开颅此区较多见。

13. 颅顶骨 ◼

颅顶骨分内外板，
板间板障板障管，
外板较厚内板薄，
板障管内静脉潜，

板静分组颞后前，
枕额板障静脉联。

14. 垂体的位置及相连 ◣

蝶鞍中央垂体窝，
垂体漏斗经鞍膈，
三脑室底灰节连，
垂体肿瘤颅压多。

15. 垂体窝的毗邻 ◣

窝顶鞍膈前上视①
窝衣蝶窦薄骨质，
前鞍结节后鞍背，
海绵窦在两侧置。

16. 海绵窦的组成、位置及毗邻 ◣

两硬脑膜腔成窦，
蝶鞍两侧海绵构，
前达眶上裂内部，
颞岩尖端在窦后，
三叉神经节近凑，
内壁内上垂体邻，
内下隔骨邻蝶窦。

---

① 视交叉及视神经。

17. 海绵窦的交通 ◥

眼静面静和翼丛，
鼻腔静脉窦前通，
后岩上窦汇横窦，
后端还汇岩下①中，
注颈内静颈孔②经，
向后基底静丛连，
向下椎内静脉丛。

18. 穿经海绵窦的结构 ◥

经海绵窦结构多，
外内上下顺序说，
动眼、滑车、眼神经，
最下神经是上颌，
颈内动脉窦内壁，
动脉外侧展神落。

19. 枕骨大孔的结构及毗邻 ◥

大孔前方是斜坡，
脑桥延髓坡上托，
前外舌下神经管，
内耳门孔前外侧，

---

① 岩下窦。
② 颈静脉孔。

血管、面神、前庭蜗，
内耳孔后颈静孔，
舌咽、迷走、副神拓，
颈内静脉岩下窦。
前外岩窦上下各，
大孔后外乙状窦，
十字隆凸后坐落，
隆凸两侧横窦河，
孔后上方有小脑，
大孔疝时危险多。

20. 横窦

枕内隆凸侧横窦，
右侧宽于左侧沟，
颅内静血汇横窦，
右侧多于左血流。

21. 小脑幕组成

硬脑膜成半月襞，
横窦颞岩上附丽，
前后床突前后止，
前内游离幕切迹。
切迹鞍背成圆孔，
环绕中脑有空隙，
幕上海马旁回钩，
幕下后窝顶盖低。

脑压一高压回钩，
脑干动眼神下挤，
脑疝形成快求医。

22. 颅内外静脉的交通

翼丛、面静、内眦静，
眼上静脉海窦通，
翼丛、眼下、海绵窦，
翼丛、海窦破孔经，
翼丛、面静、颈内静，
卵圆孔网海窦中。

23. 导静脉的交通

颞浅静脉顶导经，
上矢状窦汇血宫，
枕静乳突导横窦，
髁导椎外乙状[1]通，
鼻腔盲孔上矢中[2]。

24. 通过板障静脉的交通

眶上额板上矢状[3]，
枕静横窦经枕障，

① 乙状窦。
② 鼻腔静脉经盲孔通矢状窦。
③ 眶上静脉经额板障静脉通上矢状窦。

颞深前静蝶顶窦，
颞前板障桥中央，
颅外浅静颞后板，
静脉血汇横窦装。

25. 眼、鼻周肌 ◣

眼轮匝肌眼闭眨，
面神颞颧支配它，
鼻肌有横和翼部，
面颊①使鼻孔小大。

26. 口裂周肌 ◣

口轮匝，把口闭，
提上唇肌唇上提，
颧肌口角外上移，
笑肌口角向外咪，
降口角，口角提，
降下唇肌功各异，
颊颏两肌在深层，
面肌面神它管齐。

27. 面动脉走行 ◣

下颌角平起颈外②，

---

① 面神经颊支。
② 颈外动脉。

x

第一章 头部

下篇 局部解剖学

143

下颌下穿面动脉，
下颌咬肌止点前，
斜向前上口角外，
鼻外上行到内眦，
改名内眦名不赖。

28. 咬肌 ◣

咬肌起于颧弓，
止于咬肌粗隆，
上提下颌口闭，
V 三咬肌神经[1]。

29. 翼外肌 ◣

颞下窝和颞下嵴，
翼突外板翼外起，
下颌髁突翼窝止，
单拉下颌对侧移，
支配神是翼外肌。

30. 翼内肌 ◣

上颌结节翼窝起，
翼肌粗隆止点一，
上提下颌并前移，
翼内肌神翼内肌。

---

[1] 第五对颅神经（三叉神经）支配咬肌。

31. 腮腺的位置 ◣

腮腺上缘近颧弓，
下缘下颌角来平，
前咬肌表后乳突，
深浅峡部三分明，
浅在下颌咬肌面，
深部下颌窝藏营。

32. 腮腺管走行 ◣

腮前缘深腺管起，
颧弓下方一横指，
向前横越咬肌表，
肌前内弯穿颊肌，
上二磨牙颊黏膜，
腮腺乳头唾液泌。

33. 腮腺前段面神经与腮腺的关系 ◣

茎乳孔至腮腺前，
外耳道下面神连，
二腹后腹上面神，
茎突后方乳突前，
越过茎突根部浅，
此段可把面神显。

34. 腮腺内段面神经与腮腺的关系 ◧

面神后内入腮腺，
腮腺内分上下干，
上干前上下下行①
9~12 支交织编，
最终合成五大支，
颞、颧、颊、颈、下颌缘。

35. 腮腺后段面神经与腮腺的关系 ◧

面神五支出腮浅，
扇形分布面肌脸。

36. 腮腺上缘毗邻及穿经结构 ◧

腮腺上缘邻颧弓，
颞下颌关耳道经，
穿腮浅上后前排，
耳颞神经颞浅静，
动脉面神颞支终。

37. 腮腺前缘毗邻及穿经结构 ◧

腮浅前邻咬肌浅，
上下顺序颞支穿，
面横动静、颊上支，

---

① 下干沿下颌支后缘下行。

腮管、面神颊下钻。

38. 腮腺后下缘毗邻及穿经结构 ◥

腮下穿神下颌缘，
颈支、下颌后静连，
腮后紧靠乳突前，
胸锁乳突后腹[1]悬。

39. 腮腺浅深面毗邻及穿经结构 ◥

腮前耳前淋巴结，
耳大前支来过越，
深面茎突诸肌藏，
颈内动静舌咽[2]贴，
迷走、副神、舌下[3]列，
共成"腮腺床"卧歇。

40. 腮腺穿行结构位置关系 ◥

颈外动脉纵过腮，
颞浅动静和耳颞[4]，
下颌后静五纵皆，
横行下颌动静列，

---

① 二腹肌后腹。
② 舌咽神经。
③ 舌下神经。
④ 耳颞神经。

面横动静面神分①，

五纵五横过腮叶。

41. 面侧深区边界 ◣

上颌骨后前壁依，

后壁深部腮腺体，

外壁下颌支深面，

翼突外板内壁里，

内壁还有咽侧壁，

下颌下缘此区底，

顶蝶大翼颞下面，

面侧深区要记起。

42. 咬肌毗邻 ◣

咬起颧弓下和深，

咬肌粗隆来归根，

腮浅后上覆盖肌，

下颌支间间隙分。

43. 上颌动脉（第一段）◣

上颌②颈外动脉通，

下颌颈平来分踪，

颌颈深入颞下窝，

---

① 面神经分支。

② 上颌动脉。

越下牙槽舌神经，
翼外①下缘一段终，
分下牙槽动脉支，
下颌孔入下颌中，
终支穿出是颏孔，
另分动脉脑膜中，
两耳颞间②翼外深，
直上棘孔进颅庭。

44. 上颌动脉（第二段）◣

翼外浅行第二段，
分支颊动颊神伴。

45. 上颌动脉（第三段）◣

翼外间入翼腭窝，
上牙槽后动脉各，
眶下脉走眶下裂，
眶下管、孔出支多。

46. 下颌神经◣

三叉神中下颌大，
卵圆孔出进颞下，
前邻翼内肌后缘，

---

① 翼外肌。
② 耳颞神经两支间。

耳神经节内侧挂，

翼内肌神脑膜支，

主干前后两支叉。

47. 下颌神经前干走行 ◣

下颌神经分前干，

经过翼外肌深面，

分支颞、咬、翼外肌，

颊神感觉功能变，

翼外两头间穿过，

下颌冠突内侧窜，

下颌支前向前下，

咬肌前穿颊肌贯，

颊侧牙龈颊膜布，

颊区口角皮布遍。

48. 耳颞神经 ◣

耳颞两根自下颌，

包脑膜中[①]二根合，

翼外肌深来穿梭，

下颌髁突内后绕，

入腮分支前后各。

前支上行腮上出，

布颞区皮耳道郭，

---

① 脑膜中动脉。

后支布腮面神络。

49. 舌神经走行 ◥

舌①起下颌②鼓索连，
翼外③深下过下缘，
翼内④下颌支之间，
下颌下腺下方穿，
舌骨舌⑤浅前下走，
口底膜腺布舌前。

50. 翼丛 ◥

颞中窝内居翼丛，
翼内外颞肌之中，
上颌伴静分支组，
上向眶内眼下通，
卵圆孔静脉丛经，
颈内动脉静脉丛，
海绵窦连在颅宫，
口鼻咽颅互蔓冲。

---

① 舌神经。
② 下颌神经。
③ 翼外肌。
④ 翼内肌。
⑤ 舌骨舌肌。

51. 咬肌间隙 ◣

咬肌间隙六界全，
咬肌前缘、颊①在前，
后腮、下颌支后缘，
间隙上界颧弓下，
下颌下缘下界栏，
内界下颌支外板，
咬肌腮浅外界悬，
下颌智齿隙前邻，
一处感染互牵连。

52. 颞颌间隙四界 ◣

颞颌隙上翼外②贯，
下颌③翼内缝下垫，
前界颞肌下颌冠，
后界下颌后、腮腺，
内翼内筋面外上，
外下颌内、颞肌面，
穿舌动、神、下牙槽④，
局麻注药此隙见，
下颌切迹咬隙通，
牙源感染此殃患。

---

① 颊肌。
② 翼外肌。
③ 下颌骨。
④ 下牙槽神经。

第二章 颈 部

1. 颈总动脉、颈外动脉体表投影 ◪

下颌角至乳突尖，
两者连线点中间，
左连锁骨上小窝，
右连胸锁关节端，
甲状软骨平上缘，
颈外、颈总上下穿。

2. 颈外静脉体表投影 ◪

下颌角到锁骨中，
颈外静脉投影清。

3. 副神经体表投影 ◪

乳头、颌角连线中，
胸锁乳突中上通，
斜方前缘中下点，
连线走行副神经。

4. 颈部皮神经点 ◪

胸锁乳突肌后缘，
中点皮神麻醉点。

5. 颈外静脉

下颌后后①耳后静，
下颌角处汇合成，
锁骨中上二到五②，
穿深筋汇锁下静，
一对静瓣不当用，
回心受阻怒张清。

6. 颈筋膜浅层附着及包绕

颈浅筋膜封套衣，
颈上界骨上附丽，
伸入颧弓和颅底，
下附胛冈锁胸骨，
胸锁乳突肌鞘立，
后项韧带七颈棘，
包绕左右斜方肌，
颈前左右互延续，
下颌下角腮腺区，
下颌下腺和腮腺，
二腺分包筋膜衣。

---

① 下颌后静脉后支。
② 2~5cm。

7. 气管前筋膜 ◣

中层气管前筋膜，
舌骨下肌后愈着，
气管颈动鞘前过，
乳突肌后封套合，
上附舌骨下心包，
包甲状腺两层各，
甲腺前层气管前，
腺鞘后层悬带拖。

8. 椎前筋膜 ◣

深颈筋膜称椎前，
椎前筋膜颅底连，
下续前纵①胸内膜，
交干②、膈神臂丛前，
椎前斜角肌覆严，
臂丛血管腋鞘缠。

9. 胸骨上间隙 ◣

封套膜距胸骨柄，
上四厘米分两层，
前后缘附成间隙，

---

① 前纵韧带。
② 颈交感干。

颈前下段颈静弓，
结缔脂肪间隙中。

10. 颈动脉鞘 ◢

颈大血管神走迷，
颈动脉鞘作包皮，
与颈筋膜三层连，
纵隔、颅底分附丽。

11. 锁骨上间隙 ◢

锁骨上方膜套封，
前后缘附间隙松，
胸锁乳突后方经，
胸骨上隙与此通，
颈前、外静间隙中。

12. 气管前间隙 ◢

气管前筋气管颈①，
气管之前间隙缝，
内有淋巴甲下静，
甲状静奇静脉丛，
甲状腺脉最下动，
头臂干、左头臂静。

---

① 颈部气管。

13. 咽后间隙边界 ◲

椎前、颊咽筋膜间，
颈动脉鞘立外边，
咽壁侧方称咽旁，
淋巴疏松咽后粘。

14. 椎前间隙边界 ◲

椎前筋膜颈脊柱，
两者间隙"脓流注"，
两侧可至颈外区，
并经腋鞘到腋部。

15. 下颌下三角边界及内容 ◲

下颌下缘二腹肌，
围成三角有顶底，
顶盖封套颈阔肌，
底位上深浅深依，
下颌舌骨①舌骨舌②
二肌间通舌下隙，
咽中缩肌深处居。

---

① 下颌舌骨肌。
② 舌骨舌肌。

16. 下颌下腺 ◣

下颌下腺下颌下，
深浅两部浅部大，
下颌舌骨肌浅面，
U 绕后缘深部又，
深部前端腺管挂，
下颌舌骨舌肌夹，
前上口底阜舌下①。

17. 下颌下腺毗邻 ◣

腺外翼内②和下颌，
外浅沟内面脉过，
深面下颌舌骨肌，
舌骨舌肌亦贴着，
腺后茎突舌骨肌，
二腹后腹腺后坐，
内下舌静舌下神，
内上方有舌神过，
腺周淋巴 4~6 个。

18. 颏下三角边界 ◣

二腹前腹舌骨间，

---

① 舌下阜。
② 翼内肌。

颏下三角边有三，
封套筋膜封顶盖，
下颌舌骨肌底边，
舌下间隙底上湾。

19. 下颌舌骨肌 ◪

下颌内起颌舌线，
后止舌骨肌缝见①，
下颌舌骨神经连，
收拉舌骨到上前。

20. 二腹肌 ◪

乳突切迹二腹起，
下颌二腹窝上抵，
后腹面神前三叉②，
降下颌骨舌骨提。

21. 茎突舌骨肌 ◪

茎突舌骨茎突根，
舌骨大角基连筋，
功拉舌骨向后上，
支配神经是面神。

---

① 后止于下颌舌骨肌缝。

② 后腹由面神经支配；前腹由三叉神经支配。

22. 颏舌骨肌 ◣

颏棘、舌骨体肌连，
上提舌骨舌下①管。

23. 颈动脉三角境界 ◣

胸锁乳突上前缘，
肩胛舌骨上腹边，
二腹后腹三角间，
顶为封套底椎前，
内侧筋膜侧壁咽。

24. 颈内静脉在三角中位置 ◣

颈内静在颈总外，
胸锁乳突肌掩盖，
面、舌、甲状上中静，
从上到下排列在。

25. 颈总动脉 ◣

颈总末端三角内，
颈内静脉内侧位，
甲软上缘分两叉，
颈外颈内是一对，
末端有窦感压力，

---

① 舌下神经支配。

小球化学器珍贵。

26. 颈外动脉

颈总平甲软缘上，
又出颈外动脉棒，
颈内前内直上行，
五大分支放射状，
甲软上到舌大角，
依次前发甲状上，
舌动脉和面动脉，
枕动脉发后上向，
颈外起处咽升[1]亮。

27. 颈内动脉走行

先位颈外后外方，
后在颈外后边邦，
下颌角处二腹后，
下颌后窝进入藏。

28. 颈动脉三角内舌下神经走行

舌下[2]二腹后深边，
绕枕脉起前下弯，
越颈内外及分支，

---

[1] 咽升动脉。
[2] 舌下神经。

降支发生参颈袢，
前上后腹深面过，
进入下颌下区间。

29. 颈动脉三角内副神经走行 ◣

二后腹深副神现，
颈动三角后上见，
越颈内静向后外，
胸锁乳突脉支伴。

30. 颈动脉三角内迷走神经走行 ◣

颈动三角迷全长，
颈动脉鞘内下降，
颈内动静颈总后，
角内分支是喉上，
经颈内外动脉内，
咽中缩①间分支秧，
内支声门上黏膜，
外咽下缩②环甲镶，
心支颈总入胸腔。

31. 二腹肌后腹深浅行结构 ◣

二后腹浅行三纵，

---

① 咽中缩肌。
② 咽下缩肌。

耳大、下颌后脉静，

面神分支称为颈，

深纵颈内动和静，

颈外①、迷、副、舌下②经，

颈交感干称七纵。

32. 二腹肌后腹上下缘结构 ◣

后腹下枕③后上行，

下缘舌下④前弯弓，

上缘茎突舌骨肌，

耳后动脉上缘平，

面、舌咽神前下经。

33. 肌三角边界及肌肉 ◣

角边颈前线正中，

肩胛舌骨上腹成，

胸锁乳突肌前缘，

底为椎前顶套封，

舌胸、舌胛肌⑤浅层，

深舌甲状、甲状胸⑥。

---

① 颈外动脉。
② 舌下神经。
③ 枕动脉。
④ 舌下神经。
⑤ 舌骨胸骨肌、舌骨肩胛肌。
⑥ 舌骨甲状肌、胸骨甲状肌。

34. 甲状腺位置 ◣

甲位气管喉外前，
峡部 2~4 气管缠，
上平甲状软骨中，
下极至 6 气管环。

35. 甲状腺毗邻 ◣

舌骨下群肌甲前，
气管前筋来遮掩，
后内气、咽、食、喉返，
颈动脉鞘后外展，
椎前膜深交感干，
甲肿后压霍纳①显。

36. 甲状腺上动脉走行 ◣

甲上动脉颈外起，
前下侧叶甲上极，
喉上神经外支伴，
分前后支入腺体，
喉上脉伴喉上内②，
甲舌骨膜穿喉里，
侧叶内缘峡上极，

---

① 霍纳综合征。
② 喉上神经内支。

沿走动脉环甲肌，
行至中线对侧集。

37. 喉上神经 ◗

喉上神经迷走接，
咽中①缩外内外裂，
喉上内支伴动脉，
穿甲舌骨膜入喉，
司管声门上感觉，
喉上外②伴甲上脉③，
后内下行到甲叶，
侧叶上极一厘米，
神离动脉向内斜，
环甲、咽下缩肌接，
甲上动脉结扎时，
应把上极来紧贴。

38. 甲状腺下动脉 ◗

锁下甲状颈干叉，
前斜角肌内上挂，
颈动脉鞘椎血管，
两者之间弯内下，

---

① 咽中肌。
② 喉上神经外支。
③ 甲状腺上动脉。

甲叶下极弯上内，

甲后分支上和下。

39. 喉返神经 ◹

喉返神，迷走返，

左右返，各起点，

绕主弓，是左返，

勾锁下，在右边，

气食沟，直上迁，

右沟前，左沟间①，

左深长，右短浅，

甲下脉，右返前，

左返神，脉后穿，

咽下缩，肌下缘，

返神经，姓名迁，

称喉下，布喉间，

除环甲，它都管，

声裂下，司感觉。

入喉经，环甲关，

关后边，找喉返，

甲软骨，下角点，

此标记，喉返显。

甲下脉，与喉返，

---

① 右喉返神经走气、食管间沟前；左喉返神经走沟间。

乱交叉，多搅缠，

扎血管，术心担，

下极远，多保险。

40. 颈部气管毗邻 ◨

气管上接环软骨，

下平颈静切迹弧，

前舌骨下肌筋膜，

静弓①胸骨上隙堵，

两侧甲叶后食管，

气、食管沟喉返入，

后外颈动脉鞘出。

41. 气管切开安全三角 ◨

三角上平环软骨，

颈静切迹角尖部，

两边肌缘胸乳突，

头仰管升一点五，

接近体表利手术。

42. 颈部食管毗邻 ◨

环状软骨食接咽，

颈静切迹平下端，

前为气管沟喉返，

———————

① 颈静脉弓。

甲叶、颈动鞘两边，
后椎前膜、颈长肌，
后外邻颈交感干，
颈部食管稍左偏。

43. 枕三角边界 ◣

胸乳突后斜方前，
肩胛舌骨上腹弦，
底头夹肌肩胛提，
中、后斜肌椎膜前，
封套筋膜上封严。

44. 副神经 ◣

副神颈静孔出颅，
颈一前方经横突，
二腹后腹肌深面，
乳突尖下三点五，
胸锁乳突前缘入，
三分中上交界处，
枕三角进后缘出，
枕小神经勾绕副，
斜方肌上布丝束。

45. 锁骨上三角边界 ◣

胸锁乳突肌后缘，
肩胛舌骨下腹弦，

锁骨共围成三角，
斜角下份①底椎前，
封套筋膜封盖严。

46. 锁骨下静脉位置 ◣

锁下静脉锁后藏，
动脉之前一肋上，
前斜角肌锁骨夹，
胸膜顶前头臂镶②。

47. 静脉角位置及交通 ◣

胸锁乳突锁骨头，
锁骨上缘交角留，
锁下、头臂静脉角，
胸导管注左角流，
右淋巴经右角游。

48. 锁骨下动脉毗邻 ◣

斜角间走锁下动，
一肋上面动脉横，
后上方有臂丛根，
前方走着锁下静。

---

① 底为斜方肌下份、椎前筋膜。
② 与颈内静脉汇成头臂静脉。

49. 臂丛（锁骨上三角部分）

五至八一[1]脊根前，
前中斜角肌中间，
锁下动后入三角，
三干锁骨中上点，
分支肩胛背和上，
锁骨下肌、胸长牵，
臂丛锁下鞘里边。

50. 颈阔肌

面神颈支颈阔肌，
胸大三角筋膜起，
下颌下缘筋膜止，
颈阔收缩紧张皮。

51. 斜角肌起止及功能

前斜3~6横前起，
一肋、斜角结节抵，
中斜3~7横突后，
止点中份在肋一，
后斜5~6横后起，
第二肋上来拴系，
一侧收缩颈侧旋，

---

① C_5~C_8 和 T_1。

两侧收缩颈前屈，
1~2 肋提助气吸，
颈 5~6 前支配肌。

52. 颈袢

颈 1~3 前①分成袢，
颈 1 前②随舌下③伴，
又离称为舌下降④，
颈内颈总表面沿，
下行名改袢上根，
颈二三前颈丛联，
发降支成袢下根，
颈内静脉来过穿，
环状软骨弓平面，
颈动鞘浅成袢圈，
肩胛舌骨上下腹，
胸舌、胸甲肌⑤亦牵。
甲状腺术切除时，
切肌应平环状软，
神经损伤可避免。

---

① 第 1~3 颈神经前支分支。
② 第 1 颈神经前支。
③ 舌下神经。
④ 舌下神经降支。
⑤ 胸骨舌骨肌、胸骨甲状肌。

53. 颈动脉鞘内容及排列 ◥

颈动脉鞘起颅底，
下与纵隔连着缔，
颈总在下颈内上，
颈内静脉神走迷，
鞘下颈总居在内，
颈内静在前外立，
之间后外走神迷，
鞘上颈内动前内，
颈内静脉后外依，
二者之间后内迷。

54. 颈动脉鞘毗邻 ◥

鞘浅胸锁乳突肌，
胸舌、胸甲①二肌立，
肩胛舌骨肌下腹，
颈袢、甲静上中稀，
鞘后甲下动脉横，
颈交感干椎前肌，
左胸导弓横突依，
鞘内气、食管颈部，
咽、喉、侧叶返神抵。

---

① 胸骨舌骨肌、胸骨甲状肌。

55. 颈交感干（上、中、下节）位置 ◣

颈上神节长约三①，
颈 2~3 椎横突前，
颈中颈动脉结平，
星状神节胸一参，
位于第一肋颈前，
三节心支心丛编，
颈上②灰支颈丛随，
中下灰支臂丛间，
中、星神节借间祥。

56. 胸颈区边界 ◣

胸颈区前胸骨柄，
第一胸椎后界岭，
第一肋骨在两旁，
前斜角肌中心耸。

57. 椎动脉三角边界及内容 ◣

外前斜角③内长颈④，
锁下动脉角底行，
颈六横突前结尖，

---

① 3cm。
② 颈上神经节。
③ 斜角肌。
④ 颈长肌。

后界七横一肋颈，

八颈前支、胸膜顶，

前颈动鞘、膈神经，

甲下动脉胸导弓，

内容椎动和椎静，

颈胸神节交感干，

甲状下动三角中。

58. 胸膜顶毗邻

胸膜顶入颈根部，

锁骨内上 2~3① 出，

前中后斜前后外②，

七横一肋一胸骨，

"胸膜上膜"悬吊住。

59. 胸导管毗邻

颈食管左胸导升，

颈七平成胸导弓，

颈动脉鞘后方过，

椎动、交感干前经，

锁下动脉、膈神浅，

内下左静脉角中。

----

① 2~3cm。

② 前、中、后斜角肌分别在胸膜顶前、后、外侧。

60. 锁骨上淋巴结收纳 ◣

锁骨上，淋巴结，
颈横血管沿排列，
收纳副神胸上部，
乳房上肢淋巴液，
注颈深下胸导管，
右淋巴管亦注接，
胃、食管上癌转移，
左斜角肌淋巴结，
锁上胸锁乳突后，
交角之处位置贴。

第三章 胸 部

1. 胸骨角平面所对 ◥

胸骨角对胸四下，
二肋软骨气管杈，
主动脉弓起止端，
胸导由右向左跨。

2. 乳房位置及结构 ◥

2~6 肋前挂乳房，
腋前线间胸骨旁，
胸肌筋膜、浅深膜，
此有后隙乳后藏，
Cooper 韧带皮连筋，
腺叶排列放射芒。

3. 乳房淋巴回流 ◥

外、上部流胸肌结，
胸骨旁把乳内接，
下、内侧汇腹前上，
胸肌间连深乳结，
乳房淋巴管网列。

4. 胸锁筋膜三边及出入 ◪

> 锁骨下肌喙突间，
> 胸小肌上筋膜边，
> 胸内外神穿出来，
> 供胸肌脉胸峰肩，
> 头静由此向里钻。

5. 肋间血管、神经 ◪

> 一二肋自锁下动，
> 三至十一肋后①供，
> 肋间后自胸主动，
> 肋间神静来伴并，
> 肋角内居中间缝，
> 肋角近叉上下支，
> 下上排序神动静，
> 肋前三分之一处，
> 上下支吻内廓胸②，
> 下三肋后不分踪，
> 胸穿后部靠上缘，
> 侧部应穿肋间中。

---

① 肋后动脉。
② 胸廓内动脉。

6. 胸廓内动脉走行 ◩

胸廓内起锁下动，
锁下静后进入胸，
一点二五①胸骨旁，
紧贴直下在内胸，
六肋间处二分终，
腹壁上和膈肌动，
肋间前支后支通。

7. 胸内筋膜 ◩

胸内筋膜衬胸廓，
壁膜之间疏松隔，
覆膈上称膈胸膜，
胸膜上膜膜顶说。

8. 膈的位置及毗邻 ◩

膈伞隆凸胸膜间，
四五肋间右高山，
膈上胸膜邻肺底，
心包愈着中心圈，
右下右肝左内叶，
左下胃脾左外肝。

---

① 1.25cm。

9. 膈肌起点 ◣

膈腱在中肌在边，
胸骨肋腰起点三，
腰内肌成左右脚，
腰二椎侧起中间，
外起内外弓韧带，
内张一椎二横间，
腰二横突十二肋，
外侧弓状韧带弯。

10. 腰肋三角边界 ◣

膈肌腰肋起点间。
十二肋底尖朝天，
后有肋膈隐窝藏，
前方是那肾后边，
腰肋角有胸筋膜，
肾术护膜防气穿。

11. 胸肋三角 ◣

膈肌胸肋起点间，
腹壁上血管过穿，
肝上淋巴也来钻。

12. 膈肌三裂孔 ◣

左右膈脚脊柱中，

十二椎平主孔通，

降主动脉胸导过，

左前平十食孔睁，

食管迷走前后干，

淋巴食管支①亦经。

平八椎孔下腔静，

食裂膈疝易发生。

13. 膈神经组成、走行及支配 ◣

颈三四五前支成，

颈丛发出膈神经，

穿过锁骨下动静，

入胸上纵隔下通，

肺根前过到达膈，

心包纵隔胸膜中，

右穿膈腱左穿肌，

运动感觉混不清，

分支胸骨、肋、胸膜，

肝上、胆囊右膈②终。

14. 胸膜腔 ◣

胸膜浆膜分壁脏，

壁衬胸内脏肺上，

---

① 胃左血管食管支。

② 右膈神经。

壁分肋、膈、纵隔、顶，
两胸膜腔左右放。

15. 肋膈隐窝 ◤

肋膈胸膜下折转，
形成窦隙半环卷，
剑突后下至柱侧，
后部最深最低点。

16. 肋纵隔隐窝形成及位置 ◤

纵隔胸膜膜前缘，
肋胸膜前缘互旋，
胸左四五肋间后，
肺心切内、心包前，
左侧隐窝较完全。

17. 肺根结构排列 ◤

肺根排序前后评，
上静、肺动、主支行。
从上到下各不同，
左动、主支、上静停，
右上支气、肺脉动，
中下支气、上静容，
双肺下静最低层，
断肺韧带应留情。

18. 肺根的毗邻 ◣

> 心包膈动膈神经
> 左右肺根前方行，
> 下有肺韧后迷走，
> 其他左右各不同，
> 心包右房上腔静，
> 右肺根前来加重，
> 右根后上奇静勾，
> 左根上跨主弓凌，
> 胸主动脉后方容。

19. 肺和胸膜下界的体表投影 ◣

> 肺下锁中六肋压[①]，
> 肩胛线十腋中八，
> 脊旁线平十棘突，
> 胸膜下界二肋差，
> 差一肋是线肩胛。

20. 纵隔位置和境界 ◣

> 左右两纵隔胸膜，
> 肋软胸骨前界说，
> 后为脊柱胸腔段，
> 胸廓上口下为膈。

---

① 肺下界在锁骨中线平第6肋。

21. 纵隔左侧面观 ◣

左肺根居左纵中，
肺根前下心包隆，
隆上肺根跨主弓，
弓下锁下、左颈总，
弓左后下续主胸，
肺根心包胸主前，
主后交干、内大经①，
膈神、心包、膈血管，
主弓肺根前方通，
左迷主弓左前方，
根后食前向下行。

22. 食管上三角边界及内容 ◣

左锁骨下主动弓，
脊柱食管三角清，
胸导、食管在角中。

23. 食管下三角边界 ◣

心包、胸主、膈围成，
食管下三角边行。

---

① 胸主动脉后有交感干、内脏大神经。

24. 纵隔右侧面观 ◣

右肺根居右纵中，
右根前下心包充，
心包、头臂、上腔静，
心隆后方下腔通，
上下腔静、心包右，
心包、膈血、膈神经，
右根前方来走行，
根后奇静绕根上，
包后气、叉、食管通。

25. 上纵隔组成 ◣

上纵前后分三层，
胸腺、头臂、上腔静，
中层主弓三分支，
另有膈和迷神经，
后气、食管、左喉返，
最靠后边导管胸。

26. 头臂静脉位置及走行 ◣

锁下、颈内静脉清，
胸锁关后头臂终，
左长6~7胸柄后，
右下跨过主动弓，
三分支前有行踪，

右长 2~3 后右迷，
内后头臂干来通。

27. 上腔静脉 ◣

右一胸肋结后方，
左右头臂合上腔，
1~2 肋间①后面下，
三胸肋处入右房。

28. 上腔静脉毗邻 ◣

左侧升主、主动弓，
上腔右右膈神经，
心膈血管纵隔膜，
前方胸膜肺盖清，
后右肺根、气、右迷，
奇②肺根上上腔通。

29. 主动脉弓位置 ◣

右二胸肋后连升，
弓向左后柱左通，
椎四下缘续胸主，
上平胸角下柄中。

---

① 第 2 胸肋关节。
② 奇静脉。

30. 主动脉弓毗邻 ◤

主弓邻居说不清，
左前左纵隔膜胸，
肺、左膈神、迷神经，
交干、心包、膈血管，
迷走心支左前通，
右后气杈、食、左返，
胸导管和心深丛，
弓上头臂、左颈总，
左锁下动脉上冲，
弓下肺动、动韧带，
左返、左支、心浅丛。

31. 动脉导管三角 ◤

主弓左前角边三，
左膈神经前界边，
下左肺动后左迷，
动脉韧带角中间，
左喉返心浅丛参。

32. 胸部气管位置 ◤

上纵隔后居中央，
上平颈七缘下方，
四五椎间下端叉，
右短粗直左细长。

33. 胸部气管毗邻 ◣

管前头臂干、主弓，
左头臂静、心深丛，
胸柄、胸腺、左颈总，
气管后方食管通，
左侧主弓、左颈总，
左锁下动、左迷经，
管右有奇静脉弓，
右迷走神、胸膜囊，
左后左喉返神经，
右前头臂、上腔清。

34. 心包组成 ◣

心脏包被心包裹，
包分纤维和浆膜，
两层之间心包腔，
横、斜、前下窦三个。

35. 心包毗邻 ◣

包前胸骨、肺、胸膜，
2~6 肋软包前隔，
4~6 肋端胸骨侧，
直贴胸壁心包裸，
后主支、食、胸导管，
胸主、半奇、奇挨着，

纵隔胸膜两侧各，
膈神、心包、膈血管，
心包、纵隔膜间落。

36. 心脏体表投影 ◣

左上二肋软下缘，
胸骨侧一点二点①，
右上三肋下缘软，
胸骨右一厘米选，
左下第五肋间隙，
中线向左7~9远，
右下第六胸肋关，
定好四点弧线连，
心脏投影轮廓显。

37. 食管胸廓行经 ◣

颈食上口入胸廓，
气、柱之间稍偏左，
越气杈后渐中线，
心后胸主脉右侧，
至七胸椎又偏左，
胸主前方左前下，
十椎高度穿孔膈，
食管左前胸主说。

---

① 1.2cm处。

38. 食管毗邻

食管前邻上下提，

气、杈、左返、左支气，

右肺动、心、左房、膈，

后方脊柱、食后隙，

隙内奇、半、副半奇，

胸导、右肋后脉集，

左侧颈总、左锁下，

主弓末段、胸主立，

胸导上份纵隔膜，

右侧奇弓隔膜栖，

管侧左右神经迷，

肺根后下前后异，

左迷食前、右后依，

前后丛、干裂孔齐。

39. 胸导管

腹乳糜池胸导起，

主动裂孔后纵依，

夹于胸主静奇里，

胸五斜向食管左，

左纵胸膜间上挤，

上行颈根平颈七，

弓入左侧静角抵。

40. 后纵隔内胸导管毗邻 ◥

> 后纵食管胸导前，
> 后有脊柱右肋间①，
> 胸主动脉左侧立，
> 奇静纵隔膜右边。

41. 上纵隔内胸导管毗邻 ◥

> 胸导管前左颈总，
> 胸导管后脊柱挺，
> 左右锁骨下动脉，
> 纵隔胸膜左侧岭，
> 导管右边走食管，
> 左喉返神右记醒。

42. 奇、半奇和副半奇静脉 ◥

> 右、左腰升静上提，
> 分别延续奇、半奇，
> 肋下、后脉前行奇，
> 食后胸导、胸主右，
> 上行第四椎平齐，
> 肺根绕入上腔里，
> 下借腰升下腔系，
> 半奇胸八右入奇，

---

① 右肋间动脉。

左上肋后静副半①，
沿椎左下汇半奇。

43. 胸交感干位置及相连 ◥

交感干挂柱两旁，
奇、半奇静后外方，
每侧十到十二节，
6~9 节成内脏大②，
穿膈终于节腹腔③，
10~12 节内脏小，
内脏最下末节长，
主动肾节系两疆，
交干上段节前维，
颈交感干连系强。

---

① 汇副半奇静脉。
② 内脏大神经。
③ 腹腔神经节。

第四章 腹　　部

1. 腹外侧壁层次 ↘

腹外壁层外里八，
弓线以上皮、皮下，
前鞘、直肌、后鞘夹，
腹横筋膜、腹膜下，
壁层腹膜最内压。

2. 下腹壁浅筋膜及腹壁浅动脉 ↘

腹壁下部浅筋膜，
分深 Scarpa 浅 Camper，
浅为脂肪深膜薄，
腹壁浅动夹中间，
起自股动脉沟过，
中内交界直向脐，
腹下皮瓣轴影绌，
切取皮瓣需注意，
紧贴外斜腱膜剥，
皮下组织要留多，
旋髂浅脉靠外侧，
股动起后向髂嵴，
同名静脉紧跟着。

3. 腹直肌鞘 ◣

> 腹外腱膜盖前鞘，
> 内斜肌膜前后绕，
> 腹横肌膜最内层，
> 脐下 4~5[①] 无后鞘，
> 游离缘成弓状桥，
> 半月线上外缘造。

4. 腹外斜肌 ◣

> 髂前上棘、脐线连，
> 腹外斜肌膜腱转，
> 耻骨结节外上方，
> 三角裂隙沟环浅，
> 内脚止点耻骨联，
> 外脚耻骨结节点，
> 外脚纤过精索深，
> 内上白线称反转，
> 男浅环内走精索，
> 女子宫圆韧带潜。

5. 腹股沟韧带 ◣

> 髂前上棘耻结间，
> 腹外腱膜后上翻，

---

① 4~5cm。

腹沟韧带沟上边，
再后下转是内端，
向外折成腔隙带，
外附耻骨梳带粘。

6. 腹外斜肌起止

腹外斜肌外层见，
起于下八肋外面，
借腱膜止髂嵴前，
腹沟韧带腹白线。

7. 腹内斜肌起止

腰背筋膜髂嵴起，
扇形放射内斜肌，
腱膜移行至白线，
腹直肌上包过去
下部变成提睾肌，
两侧收缩腰前屈。

8. 腹横肌

腹横肌，深处说，
起下六肋背筋膜，
肌束横向外到内，
腹前外侧成腱膜，
腹直肌后鞘包裹，
腹白线上把家落。

9. 腹股沟镰 ◥

内斜、腹横①下弓形，
精索上内呈腱融，
沟管内侧精索后，
止耻骨梳韧带停，
腹壁收缩管闭封，
二肌下份提睾能。

10. 腹壁下动脉走行 ◥

腹壁下起髂外端，
内、中交处腹沟钻，
腹横筋膜、壁膜间，
深环内侧内上穿，
腹横筋膜钻上行，
直肌、直后两层间，
吻腹壁上②在脐边。

11. 海氏三角 ◥

腹壁下，直外缘，
腹沟带，内侧半，
共围成，三角现，
三角突，是直疝，

---

① 腹横肌。
② 腹壁上动脉。

腹壁下，直斜辨，
脉内外，直斜疝。

12. 髂腹下神经

十二腰一神经组，
髂腹下起前支束，
内斜、腹横肌间入，
前上棘内二到三，
内下腹外腱膜深，
浅环上出三到四，
内脚上方穿出来，
耻骨上方布皮肤。

13. 壁腹膜

壁腹膜，最内层，
膈下膜，上移行，
脐以下，五襞成，
脐内外，脐正中，
腹壁下①，外襞经，
内外侧，两窝穹，
窝薄弱，突疝容。

14. 腹股沟管

腹股沟管较麻烦，

---

① 腹壁下血管。

四壁两口记不难，

腹外斜肌腱前壁，

内斜肌起管外前，

后壁腹横筋膜拦，

内少半为联合腱，

腹内斜肌上壁悬，

另有腹横弓下缘，

下壁腹股沟韧带，

中上一指点深环，

腹横筋膜孔卵圆，

耻结外上斜腱膜，

三角裂隙浅环完。

15. 腹股沟管内容 ◨

腹沟管，精索充，

输精管，精液通，

生殖支，是神经，

睾丸动，蔓静丛，

淋巴管，共索精，

腹横膜，包内层，

提睾肌，精索中，

深筋膜，外包容，

女与男，各不同，

圆韧带，连子宫。

16. 胃的毗邻

胃容变化毗邻变，
胃前右盖肝左半，
中间游离贴腹壁，
左肋、膈盖左前面，
小弯上附小网膜，
后左肾、胰、脾、上腺，
胃底上邻脾和膈，
大弯后下结肠贯。

17. 胃的六条韧带

肝胃肝门连小弯，
肝十二指肠上牵，
小弯侧成小网膜，
胃十二指肠吊肝，
横结肠连胃大弯，
中结肠脉系膜间，
脾门大弯韧带悬，
内有血管是胃短，
贲门与膈皱襞牵，
胃窦后胰韧带关。

18. 胃左动脉

胃左腹腔干上行，
左上贲门后下弯，

再走小网膜层间，
终与胃右动脉牵。

19. 胃右动脉 ◥

胃右动起肝固有，
幽门上缘附近走，
小弯肝胃韧带内，
左行分支胃壁搂，
胃左动脉弓拉手。

20. 胃网膜右动脉 ◥

胃十二指肠脉出，
大弯左行大网入，
数小分支胃前后，
吻胃网左脉弓弧。

21. 胃网膜左动脉 ◥

胃网左动脾脉通，
胃脾韧过大网中，
大弯向右与右接，
网膜、胃支大弯弓，
第一胃支连胃处，
切胃断壁标记清。

22. 胃副交感神经 ◥

迷走前后食裂孔，

前干浆膜管肌层，
贲门分肝、胃前支，
肝支右行入肝丛，
胃前①胃左②小弯行。
右上一厘米分踪，
角切际分"鸦爪"形，
幽门窦管前壁中，
后干食管后右通，
贲门腹腔胃后支，
腹腔支入右腹丛，
胃后小弯深右经，
发出侧支布胃壁，
幽门后壁"鸦爪"终，
高选迷切保"鸦爪"，
前后壁支选切清。

23. 十二指肠上部位置 ◣

指肠上部平腰一，
幽门向右后上立，
长五厘米近间位，
远端腹膜外位栖。

---

① 胃前支。
② 胃左动脉。

24. 十二指肠上部毗邻 ◣

十二指肠上部上，
肝指韧带原叶方，
下方胰头前胆囊，
后面胆总管来藏，
胃十二指脉门脉，
疏松隔后是下腔，
上部前壁易溃疡。

25. 十二指肠降段毗邻 ◣

降段后边右肾门，
尿管始部亦后邻，
内抱胰头胆管末，
升结肠直走外侧，
前横结肠系膜跨，
分为结肠上和下。

26. 十二指肠水平段毗邻 ◣

指肠三段平腰三，
胰头胰体压上边，
后方下腔、腹主、柱，
右输尿管亦后参，
前左肠系上动脉，
前右腹膜小肠袢，
系膜上动出腹主，

夹角小时肠道关。

27. 十二指肠悬韧带 ◣

横结系膜下襞衣，
空肠曲左带悬立，
空曲上止提肠曲，
屈氏韧带习惯称，
空肠起处术中依。

28. 十二指肠动脉 ◣

十二指肠胰头间，
前后血管两弓弯，
胰十二指上前、后，
胰十二指下后、前，
前后上下吻成襻，
胰十二指上脉连，
胃十二指脉、总肝[①]，
胰十二指下动脉，
肠系膜上动脉牵，
十二指肠上、后脉，
胃十二指动脉关，
胃网右缘小支纤，
动脉丛成肠壁间，
溃疡出血多危险。

---

① 肝总动脉。

29. 肝的位置和毗邻 ◲

肝右半部膈穹里，
膈膈隐窝右肺底，
脏面右肾肾上腺，
十二指肠上肝曲，
左半膈上是心脏，
胃小弯在肝下栖，
后左纵沟腹食管，
少部腹壁肝前立。

30. 肝的韧带 ◲

脏壁膜，膈腹连，
成韧带，固定肝，
肝膈横，带状冠，
左冠状，层后前，
右冠状，上下边，
两侧伸，左右三，
三角带，肝膈牵，
肝前上，纵状镰，
肝门脐，有肝圆，
有韧带，肝胃间，
肝指肠，韧带栓。

31. 膈下间隙及分界 ◲

横结肠、膈、肠系膜，

共围膈下间隙多，

肝分间隙上和下，

镰状韧带纵向割，

肝上间隙分右左，

左肝上隙三角带，

左肝上又前后各，

冠状两层与膈肌，

膈下腹膜外间隙，

肝圆韧带分肝下，

肝下左右间隙低，

小网膜界左肝下，

又分前后两间隙，

七处脓肿称膈下，

右肝上下常侵及。

32. 肝门

肝脏面，较凹陷，

一横沟，两纵间，

H 形，横门肝，

两肝管，输汁胆，

门左右，淋巴管，

左右脉，固有肝[1]，

有神经，肝门牵。

---

[1] 肝固有动脉。

33. 第二肝门 ◣

　　膈面腔静沟上部，
　　肝左右中静出处，
　　冠状韧带上遮住，
　　镰状后上延长线，
　　对肝左静入腔①处，
　　第二肝门术标树。

34. 肝蒂及排列 ◣

　　肝管、固有、门、神挤，
　　肝十二指韧带里，
　　出入肝门称肝蒂，
　　左右肝管在前面，
　　固有左右支中居，
　　门脉左右后边栖，
　　左右肝管汇横沟，
　　门脉叉处低一级，
　　肝固有脉叉最低。

35. 肝总管位置关系 ◣

　　肝十二指带结构，
　　胆总管走带缘右，
　　肝固有在胆总左，

---

　　①　下腔静脉。

门脉居中又在后，
三角关系应记透。

36. 胆囊三角 ◳

胆囊管，肝门横，
肝总管，三边定，
肝固有，叉胆动①，
走三角，把血供，
多变异，术慎重。

37. 胆囊的毗邻 ◳

胆囊上方窝于肝，
下后指肠结肠弯，
右是右曲左幽门，
腹前臂立囊前边。

38. 胆总管的分段及毗邻 ◳

十二指肠上段

胆总管上起始处，
指肠上缘一段入，
肝十二指带右缘，
此段常作引流术。

十二指肠后段

十二指肠上部后，

---

① 胆囊动脉。

左行门脉它行右，

内下下腔前方走，

肠后总管隐不露。

胰腺段

胰段胆总外下走，

上部多在胰头后，

下部胰盖走胆沟，

胰头肿大梗阻愁。

十二指肠壁段

指肠降段中后内，

胰管胆管两交汇，

膨大壶腹称 Vater，

奥迪括约乳头配。

39. 胰头的毗邻 ◥

胰腺右端头宽大，

十二指肠环抱它，

前横系膜分上下，

胰指肠上后动脉，

共与胆总头后趴，

右肾静脉和下腔，

胰头后面疏松夹，

肠系上动钩突抓。

40. 胰颈的毗邻 ◥

胰颈幽门后下方，

胆总管在颈上邦，

肠系膜上脾静汇，

门脉起在颈后厢。

41. 胰体的毗邻 ◣

腰一脊前胰横系，

前隔腹膜胃后壁，

后有腹主左肾腺，

脾静脉和左肾蒂，

腹腔干、丛上缘记。

42. 胰尾的毗邻 ◣

胰尾移动达脾门，

脾动静在尾上深，

脾切分流手术时，

莫伤胰尾多留神。

43. 脾的位置和毗邻 ◣

脾左季肋后外深，

膈、膈结肠带上邻，

脏面前上贴胃底，

后下左肾上腺亲，

胰尾摆向脾脏门。

44. 脾的体表投影 ◣

脾长轴沿十肋行，

后到肋九上缘停，
距后中线四到五，
下端腋中 11 肋平。

45. 胃脾韧带 ◣

胃脾脏膜韧带成，
连于大弯脾门中，
上份包胃短动静，
下胃网左动静充。

46. 脾肾韧带 ◣

脾门腹膜后内行，
左肾前连韧带成，
脾动静淋神胰尾，
脾肾韧带来包缝。

47. 肠系膜 ◣

两腹膜，肠系膜，
长十五，腹后着，
起后壁，腰二左，
斜右下，右骶髂，
从左上，到右下，
回空肠，动幅大。

48. 系膜三角 ◣

系膜肠缘两腹膜，

系膜三角无附着。

49. 右肠系膜窦边界 ◥

内界小肠系膜根，
上横结肠系膜分，
外升结肠后后壁，
右肠膜窦三角深。

50. 左肠系膜窦边界 ◥

肠系膜根窦内帐，
横结肠横斜窦上，
另其系膜左少半，
外降结肠下乙状，
左窦盆腔互开放。

51. 肠系膜上动脉 ◥

肠系膜上动静束，
腰一水平腹主出，
胰颈下缘来穿过，
夹十二指肠横部，
右分胰指肠下脉，
中、右、回结分支诸，
左分空回十多条，
多级成弓把肠入。

52. 盲肠及毗邻 ◥

结肠始部六七[①]长，
右髂窝内称为盲，
下续结肠上接回，
髂腰肌膜盲后方，
右结肠沟盲肠外，
回肠系膜在内厢，
前有腹壁网膜张，
结肠带汇阑尾根，
回盲交界瓣门镶。

53. 阑尾及循环 ◥

盲肠后下阑尾连，
三角系膜尾曲盘，
动脉起于回结肠，
阑尾脉走系膜缘，
肠系上静门脉还，
门脉亦怕阑尾炎。

54. 升结肠走行及毗邻 ◥

腹腔右走升结肠，
上连右曲下连盲，
肝右后叶下右曲，

① 6~7cm。

右曲后面右肾藏，

内上十二指肠降，

后膈疏松后壁墙，

内侧右肠系膜窦，

升外有沟结肠旁，

肝下盆腔互通畅。

55. 横结肠及左曲毗邻 ◥

左右曲间结肠衔，

两头固定中垂悬，

下大网膜上胃壁，

结肠系膜后壁连，

十、十一肋左曲前，

膈与左曲韧带缠，

大弯肋缘掩前方，

曲后左肾、胰尾盘，

左曲肿瘤发现难。

56. 降结肠及毗邻 ◥

腹腔左侧降结肠，

上起左曲脾下方，

髂嵴高度连乙状，

后左肾缘肌腰方，

术时莫把尿管伤，

降结肠左有旁沟，

沟内液体流盆腔，

左膈结肠带上张。

57. 乙状结肠

左髂嵴处乙状平，
髂腰肌前向下行，
睾卵血管左髂外①，
左输尿管后降程，
骶三直肠交界明。

58. 回结肠动脉

肠系上动脉三叉，
回结肠脉最右下，
右下肠系膜穿挂，
回盲交界分前后，
阑尾、回、结支多叉。

59. 中结肠动脉

胰头下方中结②起，
上右横结系膜里，
右曲近分左右支，
横结肠血它供给。

---

① 左髂外动静脉。
② 中结肠动脉。

60. 右结肠动脉 ◨

回结肠脉上右结①，
肠系膜上动连脉，
壁腹膜下升结内，
回、中结肠②两吻接。
升结肠上大半截，
右曲亦由它供血。

61. 左结肠动脉 ◨

肠系下脉左结③分，
左上行分升降根，
中结、乙状分支吻，
左曲、降结连血亲。

62. 乙状结肠动脉 ◨

肠系膜下动脉来，
分支乙状扇形排，
后支、直肠上动脉，
两支不吻有空白。

---

① 右结肠动脉。
② 回结肠动脉、中结肠动脉。
③ 左结肠动脉。

63. 边缘动脉 ◩

结肠动脉相互通，
内缘吻成边缘弓，
又发终支再长、短①，
垂直进入肠壁中。

64. 门静脉组成及毗邻 ◩

肠系膜上和脾静，
胰颈后汇门脉成，
十二指肠上部深，
肝指肠带门脉行，
右前胆总管永恒，
肝固有脉左前平，
后边隔着网膜孔，
对缘下腔静行营。

65. 食管丛侧支循环 ◩

门脉走胃左②，
食管丛支多，
半奇和一奇，
上腔来汇合。

---

① 边缘动脉分支又分为长短支。
② 胃左静脉。

66. 直肠丛侧支循环 ◣

门脉脾静反向通，
肠下①直上②直静丛③，
直肠中下髂内总④，
下腔静脉侧支经，
直肠静丛曲张痔，
便血要追其究竟。

67. 脐周侧支循环 ◣

门脉侧支经附脐，
脐周静脉网腹皮，
腹壁下静胸腹壁，
锁下、腋静、上腔逼，
腹壁浅、下、股、髂外，
下腔静脉汇血液，
肝病可使脐网变，
静脉怒张"蜘蛛"奇。

68. 门静脉特点 ◣

门脉循环有特点，
两端都是毛细管，

---

① 直肠下静脉。
② 直肠上静脉。
③ 直肠静脉丛。
④ 直肠中下静脉入髂内静脉。

一端毛细另窦隙，

各个通路无膜瓣，

门脉高压血可返。

69. 肾的位置 ◥

肾位柱侧贴后壁，

左肾高来右肾低，

右肾上平胸十二，

第三腰椎平下极，

左肾下端平腰二，

上级平胸椎十一，

末肋过肾左后中，

右肾上部肋跨骑。

70. 肾的毗邻 ◥

肾上腺在肾上点，

内下肾盂输尿管，

后十二肋下腰大，

腰方、腹横肾后掩，

腰方肌前二神连，

髂腹下神、髂股沟，

生殖股神腰大前，

肾后十二肋上部，

借膈胸膜腔邻悬，

后内左右交感干，

左肾内侧腹主缘，

前下左曲前上胃，
中部胰横肾门前，
右肾内侧下腔连，
前下右曲前上肝，
内侧指肠降部盘。

71. 肾蒂及排列 ◩

肾血、盂、神、淋蒂聚，
肾静、动、盂前后序，
动、静、盂从上下记。

72. 肾的被膜 ◩

肾脏被膜三层说，
致密纤维内层裹，
脂肪囊床中衬托，
前后外包肾筋膜，
内外囊连小梁多。

73. 输尿管行经 ◩

输尿管，细又长，
上挂肾盂入膀胱，
全长 25~30 腹后方，
腰大肌前向下降，
跨过髂总入盆腔，
二点五长宫颈旁，
子宫动脉过上方，

向前内侧到膀胱。

74. 右输尿管毗邻

尿管后方有腰大，
十二指肠降前跨，
升结血管小肠根，
回肠末端在前下，
后髂外脉前回盲，
睾巢血管斜前挂，
阑尾有疾它亦怕。

75. 左输尿管毗邻

腰大肌在尿管后，
指肠空曲管前就，
降结血管管前横，
乙状系膜前结构，
睾巢血管前中透。

76. 肾上腺毗邻

胃脾动静左腺前，
前内腹主动脉连，
右腺前内下腔穿，
右肾上腺前有肝，
膈肌肾上腺后边，
腹腔丛在两腺间。

77. 腹主动脉毗邻 ◣

腹主前胰左肾静，
小肠系根指肠升，
后 1~4 椎椎间盘，
腰交感干左侧经，
右侧下腔静脉通，
周围淋巴神经丛。

78. 下腔静脉毗邻 ◣

下腔前肝胰头显，
前横十二指肠管，
右睾血管系膜掩，
后右膈脚 1~4 椎，
腹主壁支右交感，
右腰大肾肾上腺，
腹主动脉左边展。

第五章　盆部与会阴

1. 骨盆上下口界限 ◥

骨盆口，上界线，

骶骨岬，骶翼缘，

耻梳嵴，弓状线，

耻联上，上口环。

耻联下，耻弓带①，

耻下支，坐骨连，

坐骨结，骶结带，

下还有，尾骨尖，

共围成，下口圆。

2. 骨盆四壁 ◥

耻骨联合前壁低，

骶尾关节后壁立，

侧髂、坐骨骶结带，

另有韧带是骶棘，

两带坐骨大小迹，

围成坐骨大小孔，

盆前外孔反称闭，

---

① 耻骨弓状韧带。

前上闭膜管间隙，
覆盖盆壁肌两块，
闭孔内和梨状肌。

3. 盆膈组成

肛提、尾骨肌两个，
上下分覆膈筋膜，
肛提前内膈裂孔，
下方封尿生殖膈，
尿、阴、肛道穿膈过，
盆膈固定内脏托。

4. 耻骨阴道肌

肛提耻骨阴道肌，
耻骨、腱弓前份起，
尿、阴道壁交织绕，
"U"祥阴道来交集，
后止会阴中心腱，
功能缩小阴道壁。

5. 耻骨直肠肌

中间耻骨直肠肌，
耻骨、腱弓前份起，
绕前列腺、肛管上，
中心腱、肛侧后集，
"U"祥直肠肛管居。

6. 肛提肌的组成及功能 ◪

耻骨阴道、直肠肌，
耻尾、髂尾组肛提，
组成、增强提盆底，
牵拉肛门、直肠挤。
括约肛门它参与，
女性可缩阴道壁，
肛神、会阴神经布，
中枢神节 2~4 骶。

7. 盆壁筋膜 ◪

盆壁筋膜分骶前，
静丛夹于骶骨间，
直肠术时保静丛，
损伤出血控制难，
梨状、闭孔内表面，
盆壁筋膜覆上边，
闭孔内上膜成腱，
耻联、坐棘腱弓线，
肛提、筋膜附着连。

8. 耻骨后隙边界 ◪

膀胱前与耻联合，
疏松结缔静丛多，
上盖反折的腹膜，

侧耻前列腺韧带，
下界为尿生殖膈。

9. 骨盆直肠隙 ◣

盆底腹膜盆膈间，
前有膀胱前列腺，
女为子宫阴道上，
直肠韧带居后边，
直肠膀胱阴道膈，
此隙分为后和前，
指诊可扪结缔填。

10. 直肠后隙 ◣

直肠骶前筋膜中，
向上腹膜后隙通，
下至盆膈作底层，
直肠侧韧带相隔，
骨盆直肠隙不通，
奇神经节和骶丛，
直肠上脉、淋、疏松。

11. 髂外动脉毗邻 ◣

腰四下左腹主叉，
髂总分叉平骶髂，
右髂外前尿管过，
左髂总前尿管跨，

髂外前有睾丸脉，
生殖股神外侧搭，
输精管在末段挂①，
髂外腹沟韧带分，
旋髂深和腹壁下。

12. 髂内动脉毗邻 ◥

髂总骶髂髂内叉，
至盆斜向内侧下，
前外输尿管过越，
后腰骶干相邻接，
都在动脉外侧列，
大孔上分前后干，
前干至脏后盆贴。

13. 闭孔动脉行经 ◥

闭孔盆侧前下行，
相伴静脉和神经，
穿闭膜管布股内，
管前耻骨支分成，
有时变异经股环，
腹疝术时要记明。

---

① 女性为子宫圆韧带。

14. 直肠后毗邻 🔲

直后结缔是疏松，
骶外、正中和骶丛，
骶交感干奇神节，
统统包在疏松中，
后骶尾骨梨状经。

15. 直肠前毗邻（男） 🔲

腹膜上下男直肠，
前上膀胱底精囊，
中间直肠膀胱凹，
上部直肠窝侧旁，
前下直肠膀胱隔，
隔前膀胱列腺藏，
精管壶腹和精囊。

16. 直肠前毗邻（女） 🔲

直肠上下腹膜分，
前上宫颈后穹邻，
子宫直肠凹界隐，
前下直肠阴道隔，
阴道后壁贴得紧。

17. 直肠侧毗邻 🔲

直肠上部侧旁窝，

下直肠上分支多，
盆丛直肠侧韧带，
肛提肌亦直侧说。

18. 直肠的动脉 ◣

肠系下脉延直上①，
乙状系根内侧降，
骶岬左前降骶三，
两支后侧下直肠，
直下②髂内前干起，
经直侧韧直下方③，
骶中④分支直后邦。

19. 膀胱四邻 ◣

膀前耻联间后隙，
下外膀胱旁结缔，
尿管盆部、精壶挤，
闭孔内肌和肛提，
后精囊、壶、直肠栖，
女为宫颈阴道壁，
顶上腹膜小肠曲，
膀胱后上子宫立，

---

① 直肠上动脉。
② 直肠下动脉。
③ 直肠下部。
④ 骶正中动脉。

后下尿道前列腺，
尿生殖膈女邻居。

20. 膀胱的神经 ◹

膀胱神经内脏生，
交感十一、十二胸，
腰一二节经盆丛，
随血管入膀壁中，
尿内括收、膀胱松，
骶2~4节副交感，
盆内盆丛膀胱丛，
平滑肌缩尿排通。

21. 盆部输尿管毗邻 ◹

左跨髂总入盆腔，
右越髂外①根前方，
盆侧下越髂内外，
骶髂、腰骶干前邦，
闭孔神血②内侧过，
前入膀旁组织藏，
后内行至宫颈旁，
外两厘米钻桥梁，
子宫动脉跨尿管，

---

① 髂外动脉。
② 神经、血管。

桥下流水要记详。

22. 前列腺的位置及毗邻 ◥

前列腺，形如栗，
分三部，尖底体，
膀胱颈，压腺底，
有尿道，穿尖里，
后直肠，有间隙，
脂静脉，疏结缔，
生殖膈，尖下立，
尖两侧，绕肛提，
肛指诊，查其疾，
腺沟消，尿如滴。

23. 前列腺分叶 ◥

前列尿道左右叶，
尿道前前叶形楔，
中叶包括是尿道，
射精管后后叶列，
中叶肥大尿潴憋，
左右叶肥尿流歇。

24. 输精管行经 ◥

分四部，输精管，
睾丸部，丸后边，
精索起，睾上端，

皮下环，索精间，
腹沟管，经腹环，
睾动静，另走迁，
腹壁下①，外绕弯，
跨髂外，动静管，
盆侧壁，后下钻，
弯向内，尿管前，
经膀胱，直肠间，
到膀胱，底后边，
精壶腹，精囊腺，
两合一，射精管。

25. 精囊毗邻

前列腺底后外方，
壶腹后外有精囊，
夹于直肠和膀胱，
一对囊腺椭圆长。

26. 子宫的位置及毗邻

宫在直肠膀胱间，
子宫侧上输卵管，
颈前膀胱阴道隔，
宫颈膀胱底相连，
宫在直肠凹陷前。

---

① 腹壁下动脉。

27. 子宫阔韧带 ◥

子宫前后腹膜襞，
两侧延伸盆壁系，
裹输卵管缘游离，
血管韧带包进去，
卵巢、卵管和子宫，
系膜三分防侧移。

28. 子宫圆韧带 ◥

圆韧带子宫，
子宫角来踪，
盆侧循前行，
腹股沟管通，
止于大阴唇，
子宫保前倾。

29. 子宫主韧带 ◥

子宫阔韧带基底，
阴道上部宫颈起，
结缔平滑肌构成，
拽拉宫颈止盆里。

30. 骶子宫韧带 ◥

宫颈后方韧带连，
弓绕直肠止骶前，

拉颈后上宫前悬。

31. 耻骨子宫韧带 ◥

宫颈前起绕膀胱，
止耻子宫后倾防。

32. 子宫动脉行经 ◥

髂内前干宫脉起，
前内下行盆侧依，
进阔韧带基底里，
宫颈外侧两厘米，
此跨尿管"桥下水"，
迂曲上行到宫底。

33. 卵巢的位置及毗邻 ◥

髂内外叉①巢窝藏，
脐外韧带前界廊，
后界髂内、输尿管，
内侧面盆近小肠，
外侧卵巢窝壁墙，
前缘系膜血管神，
后缘游离空荡荡，
上有卵巢悬韧带，
下端固有韧带强。

---

① 髂内、外动脉分叉。

34. 阴道毗邻 ◣

> 阴道前上膀颈底，
> 膀胱阴道隔夹里，
> 中下尿道阴道隔，
> 前有尿道来过抵，
> 后中直肠阴道隔，
> 直肠壶腹后邻毗，
> 阴道后下与肛管，
> 会阴中心腱夹挤，
> 阴道穹侧外上方，
> 子宫颈旁组织依。

35. 齿状线上下结构区别 ◣

> 线上黏膜胞立方，
> 线下皮肤扁平张，
> 线上直肠上下脉，
> 线下动脉署名肛，
> 线上肠系下静门，
> 下阴部内静下腔，
> 线上淋巴回髂内，
> 下腹股沟走淋浆，
> 线上内脏神不痛，
> 线下躯体痛难当，

36. 坐骨直肠窝组成

坐骨直肠窝其间，
楔形四壁底和尖，
肛外括约内壁下，
尾骨、肛提内下牵，
外下坐骨结节内，
闭孔内筋外上天，
尿生殖膈窝前壁，
后壁臀大肌下边，
骶结节韧带深悬，
盆膈下筋、闭孔膜，
二者汇合是窝尖，
窝底肛侧皮筋浅，
窝向前后隐窝延，
肛周感染窝有险。

37. 肛门外括约肌

肛外括约皮下、浅，
前附会阴中心腱，
后肛尾带、尾下端，
深括约在浅上面，
耻骨直肠融一片，
交接会阴浅横肌，
后附肛尾韧带见，
肛外括约管排便。

38. 肛直肠环 ◣

肛外括约浅深全，
耻骨直肠肌亦缠，
直纵肌下内括约，
肛直肠环门关严。

39. 阴部内动脉、静脉、神经 ◣

阴部内起髂内前，
出盆梨状肌下缘，
坐骨棘后小孔过，
坐骨直肠窝外沿，
阴部管分肛动脉，
肛周皮肌供血源，
会阴、阴茎二动脉，
分支阴部管前环，
尿生殖区支系盘，
同名静脉并行走，
阴部神经亦相缠，
阴部管内出肛神，
会阴、茎背神管前，
会阴术时阻滞全。

40. 尿生殖区层次 ◣

尿生殖膈从浅说，
皮肤脂肪浅筋膜，

深层膜状是柯勒①，

会阴浅横坐海绵，

球海绵体三对托，

尿生殖膈下筋膜，

会阴深横、尿括约，

尿生殖膈上膜着，

尿生殖区两间隙，

会阴浅深间隙各，

尿道阴道来过拓。

41. 会阴浅隙及内容（女） ◥

会阴浅隙柯勒浅，

生殖膈下筋膜间，

内容会阴肌浅层，

阴部内动、静、神钻，

蒂脚前庭球大腺，

阴道下部尿道穿。

42. 阴囊及精索层次 ◥

皮肤肉膜连着亲，

精索内外筋膜分，

睾丸提肌夹当中，

壁脏鞘膜睾丸筋。

---

① 会阴浅筋膜，即 colles 筋膜。

第六章　脊柱区

1. 臀上皮神经 ◥

　　　　腰 1~3 后外支组，
　　　　臀上皮神经腰出，
　　　　竖脊肌交髂嵴突，
　　　　此点左右两厘米，
　　　　浅出集中把臀入，
　　　　腰伤伤神腰腿怵。

2. 听诊三角边界 ◥

　　　　外界肩胛脊柱缘，
　　　　斜方外下①内上弦，
　　　　下界背阔肌上缘，
　　　　听诊三角音清泉。

3. 枕下三角边界及内容 ◥

　　　　头后大直②内上界，
　　　　外上下界上、下斜③，

---

①　斜方肌外下缘。
②　头后大直肌。
③　头上斜肌、下斜肌。

寰枕后膜后弓底，
顶夹、半棘肌结缔，
枕大神经走角顶，
枕下椎动①角内行。

4. 腰上三角边界及内容 ◣

十二肋下居三角，
内界竖脊外缘交，
腹内斜肌外下界，
下后锯肌上界桥，
角底腹横始腱膜，
肋下神肋平行找，
髂腹下和髂腹沟，
上下排列三神好。

5. 腰下三角边界 ◣

外上腹外斜后缘，
内上背阔肌下前，
底腹内斜下髂嵴，
此易腰疝薄弱环。

6. 脊神经后支 ◣

脊神椎孔分后支，
上关突外后绕丝，

---

① 枕下神经、椎动脉。

邻横突间分内外，
内支内下棘突至，
外支后外分部置。

7. 骨纤维孔位置及边界 ◳

孔在椎孔后外方，
骨孔椎孔垂直装，
上外横突间带内，
下界下位横突上，
下位椎上关节突，
外缘为孔内侧邦，
脊神后支穿中央。

8. 骨纤维管位置及结构 ◳

椎乳、副突间骨沟，
外上内下斜管有，
上壁乳突下副突，
上突副突韧带①后，
前壁乳、副突间沟，
三面骨壁无弹性，
腰神后内侧支走，
伤疾压神腰腿愁。

---

① 上关节突副突韧带。

9. 钩椎关节 ◪

颈椎上侧椎钩嵴，
下侧唇缘对应齐，
钩椎关节上下连，
椎间稳定防侧移，
后外增生椎孔窄，
压迫脊神成病疾，
侧方增生椎脉挤，
脑血供少不好医。

10. 骶管裂孔 ◪

骶椎管腔位最低，
骶正中嵴纵隆起，
下两骶椎无此嵴，
骶五下突骶骨角，
骶管裂孔标记立，
骶尾背侧浅韧带，
麻醉封闭经孔医。

11. 椎管 ◪

椎体后纵间盘连，
后黄韧带连椎板，
侧椎弓根椎间孔，
脊髓容在脊椎管。

12. 后纵韧带 ◥

椎间盘，椎体后，
有韧带，后纵走，
后纵带，防前勾，
窄长韧，腰部尤，
与间盘，贴紧凑，
与椎体，疏松构，
后外侧，带没有，
髓核突，从此漏，
后纵带，骨化厚，
压脊神，痛难受。

13. 黄韧带起止 ◥

弓间韧带色黄亮，
厚四毫米短膜状，
上椎弓下缘前附，
连下椎弓后面上，
增生肥厚椎管狭，
压迫脊神腿痛胀。

14. 寰枢关节 ◥

寰枢关节真特殊，
两外、正中前后组，
寰下枢上关节面，
正中又分前后部，

齿突前弓关节面，
后寰横带包齿突，
中有滑膜囊介入，
寰横韧带分椎孔，
后容脊髓前齿突，
枕大孔前枢椎骨，
纵行韧带上下束，
与寰韧带十字交，
功限齿突后移出。

15. 椎静脉丛

椎静丛分内外丛，
下至骶尖上大孔，
内丛硬膜外腔中，
椎前椎弓突起后，
脊柱外布椎外丛，
内外椎丛通无瓣，
下通盆腔上颅宫，
上下腔静颅内外，
椎静脉丛都交通，
感染肿瘤寄生虫，
经椎静丛他处生。

16. 蛛网膜下腔

蛛网、软脊膜间隙，

网膜下腔脑脊液，

上经大孔通颅内，

下达高度平二骶，

侧脊神经周围隙，

下至骶二上腰一，

马尾丝在终池里。

17. 脊髓血供

脊髓前后两动脉，

椎动脉起颅内接，

前脉内下二合一，

纵走脊髓正中裂，

主要供颈 1~4 节，

脊髓后脉分两支，

下行后外侧沟贴，

后索、后角后供血，

根动脉有多来源，

椎间孔入前、后裂，

前根又分升、降支，

与邻前根动脉接，

脊髓前后前后根，

互吻成冠网状结，

胸一节处颈膨大①，

---

① 颈膨大动脉。

颈五胸六来供血，
胸十一处腰膨大①，
胸七以下脊髓接。

①　腰膨大动脉。

第七章　上　肢

1. 腋窝顶底组成 ◣

第一肋外、锁骨中，
肩胛上缘顶围经，
底为皮肤腋筋膜，
筛状筋膜管道通。

2. 腋窝四壁 ◣

锁骨下肌、胸大、小，
组成前壁腋腔堡，
外侧肱骨结节沟，
喙肱、肱二头不少，
内壁前锯、上四肋，
后肩胛下、大圆找，
背阔肌和肩胛骨，
共把后壁来挡好。

3. 胸锁筋膜边缘及出入 ◣

锁骨下肌和喙突，
胸小肌间筋膜覆，
胸肩峰脉胸肌支，
胸前神经分支出，

头静胸锁筋膜入。

4. 三边孔及内容

肱三长头、小、大圆，
三边孔过肩胛旋[1]。

5. 四边孔及内容

上小下大圆肌横，
外边立着肱骨颈，
肱三长头内边纵，
旋肱后脉经此出，
四边孔过腋神经。

6. 腋动脉第一段毗邻

一肋外至胸小边，
腋动前有皮筋浅，
胸大肌筋锁骨下[2]，
锁胸筋膜盖在前，
后胸长神内侧束，
前锯肌和一肋间，
外有后束外侧束，
内胸上脉、腋静参，
胸肩峰脉此段钻。

---

[1] 旋肩胛血管。
[2] 锁骨下肌。

7. 腋动脉第二段毗邻 ◩

腋动二段胸小盖，
胸大小肌筋前在，
后方后束、肩胛下①，
臂丛外侧束在外，
内侧腋静内束带。

8. 腋动脉第三段毗邻 ◩

胸小、大圆肌下缘，
腋动三段之间连，
前方正中内侧根，
并过血管旋肱前，
后有桡和腋神经，
还有血管肱后旋②。

9. 腋动脉周围神经排列 ◩

臂丛内外后侧束，
腋动三方包围诸，
外束先叉神肌皮，
外侧下行喙肱入，
内外侧束内外根，
腋动前方正中组，

---

① 肩胛下肌。
② 旋肱后动脉。

第七章　上肢

下篇　局部解剖学

内侧束分尺神经，
腋动静间前下输，
肌皮、正中内外根，
尺神结合呈"M"，
三大神经标志出，
臂、前臂内皮神经，
尺外二神行不孤，
都是内束叉的股，
腋动后侧后侧束，
后桡后外腋神布。

10. 腋鞘的包绕及交通 ◣

鞘裹腋血管、臂丛，
充填结缔是疏松，
远侧通臂前后区，
后经三边、四边孔，
肩胛、三角肌区通，
向前通胸肌间隙，
腋窝皮下筛孔经，
感染互延要记清。

11. 肌腱袖 ◣

冈上下肌和小圆，
肩胛下肌四腱联，
肱骨大小结节止，
前后上方包围肩，

肩关节囊相愈着，
稳定关节功能担。

12. 肩胛动脉网 ◣

肩胛背和肩胛上，
旋肩胛脉联成网，
某段腋动脉阻后，
肩胛动脉网保障。

13. 臂前区深层结构 ◣

臂前深筋膜较薄，
环行纤维且又多，
筋膜肱骨筋膜鞘，
肱二头肌肱肌裹，
二肌之间有筋膜，
内侧外侧肌间隔，
肱骨两侧臂中起，
屈肌伸肌前后隔。

14. 三角肌粗隆 ◣

三角隆尖肱骨中，
内有止点肌喙肱，
肱肌起于此点前，
内有肱骨滋养孔，
后有桡神经沟过，

桡神、肱深①管绕行。

15. 肱动脉伴行结构 ◣

上臂肱动三神间，
正中先走肱外边，
下走肱内中走前，
尺神又在正中内，
肱深又肱脉上端，
桡神管中伴桡穿，
尺侧上脉臂中点，
穿内侧隔尺神伴，
内上髁上五厘米，
尺侧下副从肱钻，
肱脉两静贵要参。

16. 肱骨肌管 ◣

肱三头肌内外头，
长头、肱骨桡神沟，
旋绕肱中后斜管，
桡神、肱深共通幽。

17. 臂部中 1/3 横断面所见 ◣

上臂中段断面瞅，
前外浅层头静走，

———————

① 肱深动脉。

深筋膜入附肱骨，
内外隔分伸屈有，
肱骨前边肱肌包，
肱肌前有肱二头，
二肌之间肌皮①囚，
二头内侧、间隔前，
肱动两静相伴遛，
动②前正中内贵要，
内间隔后尺神绺，
尺侧上副脉同走，
内外隔后肱三头，
外头、肱骨间有管，
桡神肱深脉管走。

18. 肘前区浅层结构 ◣

肘前皮、筋薄而松，
皮下静脉粗又清，
贵要、正中和头静，
"Y"形吻合互交通。

19. 肱二头肌腱膜 ◣

二头肌腱内膜腱，
内下臂筋膜止连，

---

① 肌皮神经。
② 肱动脉。

尚有屈肌起深面，
腱膜弓曲游上缘，
与二头肌腱交线，
肱动脉搏测压点，
下缘交肱脉末段。

20. 肘窝组成 ◣

肘前三角一凹盘，
肱内外上髁线连，
外下界为肱桡肌，
内下界肌旋前圆，
窝顶深筋和膜腱，
底为肱肌旋后填。

21. 肘窝内容 ◣

肘中肱二头肌腱，
腱内肱动两静伴，
再内正中神经线，
肘中下二厘米远，
肱动脉分尺桡干，
二者肘网有支返，
桡脉窝尖前臂贯，
尺过旋前肌深面，
二头肌腱外侧有，
前臂外侧皮神穿，
出深筋膜头静伴，

桡神、桡侧副动脉，
肱肌、肱桡之间现，
桡颈平处分深浅，
深穿旋后臂后蔓，
神经后骨间名变。

22. 肘后三角 ◥

屈肘呈直角，
尺骨鹰嘴高，
内外上髁连，
三角形等腰，
伸肘变直线，
骨折三角消。

23. 肘外侧角 ◥

肱外上髁、桡骨头，
尺骨鹰嘴尖溜溜，
三点连线尖三角，
中央点处穿刺走。

24. 肘关节动脉网 ◥

肘关节周侧循环，
尺侧下副支后前，
下吻后前尺侧返，
尺侧上副脉粗显，
尺返后支亦相连，

骨间返吻中副脉，
桡侧副脉桡侧返，
九条侧支名都点。

25. 旋前圆肌 ◥

旋前圆肌两头说，
一头肱骨内上髁，
另头尺骨冠突起，
两头之间正中过，
尺头深面尺脉拓，
肌纤外下桡骨中，
桡外后面亦附着，
此处近附旋后肌，
远有旋前方肌落，
因此骨折错位各。

26. 指浅屈肌 ◥

屈指肌有浅，
深浅肌层间，
起端腱弓下，
正中血管钻，
远端四条腱，
分层在前腕，
二五腱在后，
三四腱在前。

27. 桡动脉 ◱

旋前圆肌肱桡间，
前臂桡侧向下穿，
外靠桡腕屈肌腱，
绕桡茎突手背转，
第一骨间掌深面。

28. 尺动脉走行 ◱

尺腕屈，屈指浅，
尺动脉，走其间，
到腕横，韧带浅，
过掌腱，膜深面，
掌浅弓，桡支浅，
骨间总，分骨间，
掌深支，弓不浅。

29. 正中神经走行 ◱

内外侧束合正中，
臂中越过动脉肱，
尺侧行，到肘窝，
旋前圆肌来穿通，
深浅屈指肌相夹，
掌长、桡腕屈腱中，
最浅位置在腕横，
过腕管，有支返，

下叉三支是指总。

30. 骨间前血管神经束 ◣

骨间前神自正中，
动脉来自骨间总，
前臂骨间膜前走，
拇长、指深屈肌中，
旋前方肌深面通，
拇长、指深屈桡半，
旋前方肌三肌终。

31. 前臂屈肌后间隙 ◣

前臂间隙在远段，
上有指深指屈腱，
拇长屈肌腱上并，
旋前方肌隙下垫，
侧界桡、尺屈腕肌，
通掌间隙腕管延。

32. 前臂中段断面观 ◣

前臂中段断面观，
尺、桡骨间筋膜连，
骨间神经血管束，
分走间膜后和前，
桡骨前有拇长屈，
指深屈肌尺前沿，

屈指深前屈指浅，

正中神经走其间，

屈指深浅尺屈腕，

尺神、动、静肌间穿，

桡屈腕肌外肱桡，

二肌间后桡骨前，

桡动、静外桡浅钻，

前臂筋膜前后鞘，

前后鞘中分深浅。

33. 屈肌支持带 ◣

腕横桡端两层说，

大多角和舟骨着，

屈腕肌腱桡管走，

尺端豌豆钩骨落，

腕掌侧带尺管裹，

尺神血管尺管过。

34. 腕管及内容 ◣

腕横、韧带、腕骨成，

屈指深、浅腱八龙，

腕管尺侧囊包营，

拇长屈腱桡侧囊，

尺、桡鞘间正中行。

35. 手外侧鞘（鱼际鞘）组成及内容 ◣

鱼际的筋膜，

外侧肌间隔，

第一掌骨围，

鱼际肌鞘裹，

拇长屈腱鞘，

拇神动静过。

36. 手内侧鞘组成及内容 ◣

小鱼际筋膜环抱，

内肌间隔鞘壁造，

第五掌骨共围鞘，

小鱼际肌除掌短[1]，

小指屈腱神血到。

37. 手中间鞘组成及内容 ◣

中间鞘，鞘壁多，

掌腱膜，内外隔，

骨间掌，侧筋膜，

拇收肌，肌筋膜，

屈指腱，深浅各，

四蚓状，鞘中说，

掌浅弓，血神裹，

---

[1] 掌短肌。

鞘中间，掌中隔，

分间隙，两不多。

38. 掌中隔起止 ◥

掌中鞘中中隔立，

掌腱膜上桡侧起，

包绕食指屈肌腱，

还有第一蚓状肌，

第三掌骨上附丽，

中间鞘分尺桡隙。

39. 掌中间隙四壁及交通 ◥

掌中鞘分中间隙，

前界二三四蚓肌，

中环小指屈肌腱，

后三四五掌骨栖，

掌骨间肌前筋膜，

掌中隔为外壁立，

掌内间隔内侧堤，

近通前臂后间隙，

远通指背经蚓肌。

40. 鱼际间隙四壁及交通 ◥

鱼际间隙手中间，

掌中间鞘桡半边，

前界第一蚓状肌，

食指屈肌腱亦穿，
后界拇收肌筋膜，
掌中隔在尺侧安，
桡边外侧肌间隔，
通示指背近盲端。

41. "鼻烟壶"的边界及内容 ◤

手背桡侧壶鼻烟，
凹陷鼻烟壶角三，
拇短伸和拇长展，
共组鼻烟壶桡边，
尺侧拇长伸腱牵，
近桡茎突远角尖，
窝底舟骨大多角，
桡动脉搏在窝间，
舟骨骨折窝平川。

42. 腕背侧韧带 ◤

腕背韧带连腕骨，
侧附桡尺茎骨突，
深面五个小间隔，
骨纤维管六个出。

43. 六个骨纤维管内容 ◤

从桡向尺六个管，
第一管过拇长展，

还有拇伸短肌腱，
二过桡伸腕长短，
拇长伸腱三管过，
四管指、食伸腱潜，
小指伸腱五管走，
最后过腱尺伸腕。

44. 手指浅筋膜 ◣

指掌浅筋膜成球，
纤维隔将小球囚，
皮鞘间连纤维隔，
指横纹处球不留。

45. 手指血管神经 ◣

手指动脉有四条，
指背动脉短细小，
两条指掌固动神，
屈指肌腱背外找，
手指静脉多背侧，
深浅淋巴互通绕。

46. 指髓间隙 ◣

指端皮肤骨膜间，
屈深腱端纤维牵，
脂肪分成小叶含，
密闭间隙少缓弹，

指端感染肿胀时，
压迫血管神痛难，
指侧切开纤维隔，
通畅引流莫迟延。

47. 指浅、深屈肌腱 ◪

屈指浅腱近节间，
深屈指腱包内边，
远侧浅腱分两股，
中节中部附两缘，
成腱裂孔深腱穿，
深腱远节指骨底，
主屈远节指节关。

48. 手指腱纤维鞘 ◪

手深筋膜增鞘成，
分为环和交叉形，
关节部位较薄弱，
支持滑车约束能。

49. 手指腱滑膜鞘 ◪

滑膜鞘，套管器，
包肌腱，分脏壁，
两端闭，腱纽系，
血管神，为纽蒂。

50. 指背腱膜 ◪

伸指肌腱过掌骨，

包掌骨头指背覆，

又名腱帽远分三，

两侧束和中间束，

中至中节指骨底，

中节指背会侧束，

远节指骨底接入，

侧束近有骨间腱，

蚓状肌腱中间部，

远侧支持带不孤。

51. 指背腱膜损伤征 ◪

中间束断裂，

不伸近指节，

两侧束断裂，

不伸指远节，

三束皆断裂，

手指伸停歇。

52. 手的功能位 ◪

腕关节伸三十度，

掌指节屈四十五，

指间关节半屈位，

对掌位上稍屈拇，

手指分开球握住。

第八章 下 肢

1. 大隐静脉走行 ◥

大隐起自足背静，
内踝前方向上送，
小大腿内膝内后，
卵圆窝入股静定。

2. 卵圆窝处五属支 ◥

腹壁浅，旋髂浅，
股内外侧浅静展，
阴部外静脉一条，
旋髂浅静脉明显。

3. 臀部肌肉层次 ◥

浅臀大、阔筋膜张，
中层肌肉上下镶，
臀中、梨状、上孖肌，
闭孔内、下孖、股方，
臀小、闭孔外在深，
止大转子外旋邦。

4. 梨状肌

2~4 骶前起梨状,
穿坐孔止大转上,
拉髋关节来外旋,
大孔上下分清亮。

5. 穿梨状肌上孔结构

上孔外内依次排,
臀上神经、动、静脉。

6. 穿梨状肌下孔结构

下孔外内八位齐,
坐骨神经、股后皮,
臀下神经、动静脉,
阴部内动、静脉提,
阴部神经坐里席。

7. 髋臼

髋臼耻、坐、髂合一,
臼窝下有臼切迹,
切迹上有横韧带,
臼唇纤维软骨提,
窝底骨薄易骨折,
上部骨坚支持力。

8. 髋关节囊

臼唇、横韧、囊近端，

远附前线转子间，

颈后中外交界附，

股颈后外露外边，

股颈前面囊全关。

9. 髋关节的韧带

囊内、轮匝、横韧带，

股头韧带臼内在，

髂前上棘起髂股，

转子间止人字束，

耻骨、髂耻隆突起，

带止转子间下部，

坐股带起臼坐骨，

大转根部韧带入。

10. 坐骨小孔及其穿行结构

骶结节韧带骶棘，

一边坐骨小切迹，

坐骨小孔共围成，

穿经结构外内依，

阴部内动和静脉，

阴部神经绕坐棘，

坐直肠窝走分部，

肛管、会阴、生殖器。

11. 臀部十字吻合 ◥

旋股内外侧两边，
下有动脉第一穿，
臀上下动脉在上，
十字吻合臀肌间，
一侧髂内动脉断，
髋周血管网承担。

12. 卵圆窝 ◥

耻结节，外下说，
三厘米，阔筋膜，
较薄弱，卵圆窝，
窝上盖，筛筋膜，
外缘锐，镰缘割，
大隐静，跨下角，
穿筋膜，股静落。

13. 大腿骨筋膜鞘及内容 ◥

阔筋膜入肌群间，
前、后、内鞘共有三，
股内、外、后肌间隔，
股粗线上共附粘，
股动、静、股在前鞘，
闭孔动、静、神内关，

后鞘坐骨神经穿。

14. 肌腔隙三边及内容 ◣

股沟韧带前界绷，
内界是那髂耻弓，
肌腔隙后界髂骨，
股外皮神、股神经，
髂腰肌过到小转，
腰椎脓液股内流。

15. 血管腔隙边界及内容 ◣

前有腹股沟韧带，
耻骨梳带后界在，
腔隙韧带居在内，
髂耻弓带悬在外，
股动静脉和股管，
从外到内股鞘界。

16. 股鞘组成及内容 ◣

腹横和髂二筋膜，
下延股管、动、静裹，
长四厘米如漏斗，
股动、静、管来包隔，
下端血管膜融合。

17. 股环边界 ◪

前界腹股沟韧带，
耻骨梳韧带后在，
腔隙韧带居环内，
股静、纤维隔环外，
股管下尖为盲端，
股环隔将股环盖，
肠管疝入不奇怪。

18. 股三角三边及内容 ◪

腹沟韧带上界横，
缝匠肌缘外斜行，
内界长收肌外缘，
股三角内股动静，
股动脉外股神经。

19. 股动脉 ◪

股动脉，髂外延，
腹沟带，中深面，
过腔隙，名称换，
股三角，尖处见，
收肌管，收肌腱，
过裂孔，腘窝贯。

20. 收肌管组成及内容 ◤

收肌管在股前中，
长约 15~17 三角形，
缝匠、大收肌腱板，
二者管前壁来平，
外壁是股内侧肌，
后壁长、大收肌行，
下经裂孔通腘窝，
上口股三角连营，
隐神经和股动静，
前中后位管内明。

21. 坐骨神经走行及支配 ◤

$L_4 \sim S_3$ 起骶丛，
坐骨神出梨下孔，
臀大肌下向下行，
坐骨结节大转中，
股二长头、大收间，
腘窝上角胫、腓总，
支配股二肌长头，
半腱半膜肌辖统，
再加大收坐骨部，
神经外侧不分综，
臀下脉分支伴终。

22. 股部中段横断面观 ◥

股部中段断面观，

股内侧肌缝匠间，

长收三夹收肌管，

隐神股动静管钻，

内鞘股薄长大收，

后鞘股二长头牵，

半膜半腱闪后边，

股后肌群大收肌，

之间坐骨神经穿，

股四头肌包股骨，

前后外侧大半圈，

内上皮下大隐钻。

23. 腘窝境界 ◥

腘窝形状是菱形，

四壁一底一顶成，

外上侧壁股二头，

"二半" 肌腱内上经，

下内腓肠内侧头，

腓肠外头外下停，

窝底上份股腘面，

中份腘斜韧带行，

筋膜盖在窝顶棚。

24. 腘窝内容及排列 ◪

腘窝多内容，
浅层胫神经，
中间夹腘静，
腘动脉深层，
外上斜腓总，
胫神和腘动，
上段外内排，
下段内外行，
腘动贴股骨，
骨折腘动拧，
窝内淋巴结，
脂肪和疏松。

25. 腘动脉五条分支 ◪

腘动脉竖腘窝在，
膝上内外侧动脉，
膝中动脉居中带，
还有下内和下外。

26. 膝关节周围血管网 ◪

膝外上侧膝内上，
膝中动脉和膝降，
下内下外侧动脉，
旋股外侧降支捧，

胫前返脉反流旺，
彼此吻合网互相。

27. 腘动脉分支及走行 ◥

腘动脉位窝深面，
半腱肌深外斜窜，
垂直下行到腘肌，
腘肌下缘分两半，
胫前胫后隔间膜，
胫前骨间膜上贯，
小腿前区供血遍，
比目鱼肌有弓腱，
胫后[①]深钻腿后延。

28. 胫侧副韧带 ◥

胫侧韧带宽扁长，
起股收肌节下方，
止胫内侧踝内侧，
前纤维直离壁囊，
半膜腱夹胫骨间，
膝中下脉穿中央，
后部纤维向后下，
内半月板胫止镶，
后部纤维屈膝位，

---

① 胫后动脉。

旋转韧带月板伤，
前部纤维常紧张。

29. 膝前交叉韧带 ◣

股骨外髁内侧起，
前交叉斜前下里，
止胫髁间隆起前，
两半月板前角抵，
防胫前移功可喜。

30. 膝后交叉韧带 ◣

股骨内髁外侧面，
起后交叉韧带线，
髁间隆起后部止，
外半月板后角见，
防胫后移一铰链。

31. 腓侧副韧带 ◣

腓侧副韧带圆索，
起自股骨外上髁，
止腓骨尖稍前方，
膝外加强保护着，
此韧带不囊壁连，
膝下外侧脉深进，
屈膝松弛伸膝紧，
腓总神经同伤多。

32. 小腿前骨筋膜鞘及内容 ◣

鞘前腿深筋膜裹，
后有胫腓骨间膜，
内有胫骨无弹性，
外小腿前肌间隔，
内容小腿前肌群，
胫前动静腓深过。

33. 小腿外侧骨筋膜鞘及内容 ◣

筋膜外鞘是三角，
小腿筋膜外包绕，
小腿前后肌间隔，
腓骨长短腓浅①小，
挤压伤后肿胀重，
切开减胀为好。

34. 小腿后骨膜鞘及内容 ◣

后肌间隔、骨间膜，
后深筋膜后鞘裹，
后鞘有点特别处，
后筋膜膈深浅隔，
胫后动静、腓动静，
胫神后鞘肌肉多。

----

① 腓浅神经。

35. 胫后血管神经束 ◣

胫后血管神经参，
比目鱼肌腱弓钻，
后中深浅肌层间，
胫神先走胫后①内，
下走胫后脉外边，
内踝后方到足底，
足底内外侧束端。

36. 腓动脉 ◣

腘肌下缘腘动起，
两条静脉来相依，
胫后肌浅向下行，
夹于腓骨拇长屈，
外踝后方外踝支，
踝关节网血供给。

37. 小腿中 1/3 断面观 ◣

胫腓骨间膜系栓，
胫骨前肌间膜前，
姆趾长伸在其外，
骨间膜前三肌间，
胫前动静腓深穿，

---

① 胫后动脉。

胫骨后肌蹰长屈，

分居膜后胫腓边，

趾长屈肌胫后安，

三肌后有腓动静，

胫后动静胫神钻，

后边紧贴比目鱼，

腓肠肌在鱼后弯，

腓外腓骨肌长短，

腓长肌前神腓浅，

小隐静脉腿后中，

腓肠内外皮神参，

小腿内前有大隐，

隐神经亦来伴粘。

38. 伸肌下支持带

踝伸肌下支持带，

横在踝前形如"丫"，

外侧束附跟外前，

内侧束成上下来，

下支附于足内缘，

上支附着在内踝，

发出三个纤维隔，

三个骨纤管成排，

胫前肌腱走内管，

蹰长伸腱中管埋，

足背血管腓深过，

趾上伸腱外管材，
第三腓腱外徘徊。

39. 踝管及内容 ◨

内踝后下跟内面，
分裂韧带踝管建，
三纤维隔成四管，
一二三四前后算，
一走胫骨后肌腱，
二管走腱踇长屈，
胫后动静三管窜，
三管还过胫神经，
趾长屈腱四管贯，
足底小腿感染时，
可经踝管互蔓延。

40. 足底腱膜 ◨

三角形，足腱膜，
纤维束，纵行多，
跟结节，后附着，
两缘发，肌间隔，
踇一五，上附各，
骨筋鞘，三分说，
中间鞘，内外侧。

41. 足底内侧鞘内容 ◪

> 姆短屈肌姆展肌，
> 姆长屈腱内鞘栖，
> 动静神经亦来挤。

42. 足底中间鞘内容 ◪

> 趾短屈肌和足方，
> 趾长屈肌蚓状装，
> 足底外侧神深支，
> 足底动脉弓深藏。

43. 足底外侧鞘内容 ◪

> 外鞘神经和血管，
> 小趾短屈小趾展①。

44. 足底血管神经束 ◪

> 胫神经从踝管通，
> 胫后动静亦穿经，
> 趾短屈肌两边行，
> 内侧血管神经束，
> 姆展、趾短屈肌中，
> 小趾展肌、趾短屈，
> 二肌之间外束通，

---

① 小趾展肌。

向内一趾间隙行，
足背①足底深支吻，
上下形成足底弓。

45. 足底内侧弓组成 ◣

跟、距、足舟三楔穹，
内三跖骨足内弓，
胫骨后肌腱、方肌，
踇、趾长屈腱持撑，
足底腱膜如弦绷。

46. 足底外侧弓组成 ◣

跟、骰、外侧面跖骨，
足底外侧弓上突，
足底长韧、腓长腱，
跟骰骨底韧带诸。

47. 足横弓组成 ◣

骰骨、三楔全部跖，
共把足横弓架支，
腓长、胫前二肌腱，
踇收横头亦维持。

---

① 足背动脉。